JN097112

続 患者と家族に寄りそう在宅医療日記

大井 通正
Michimasa Ooi

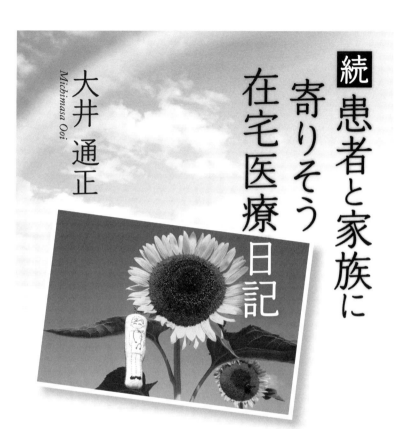

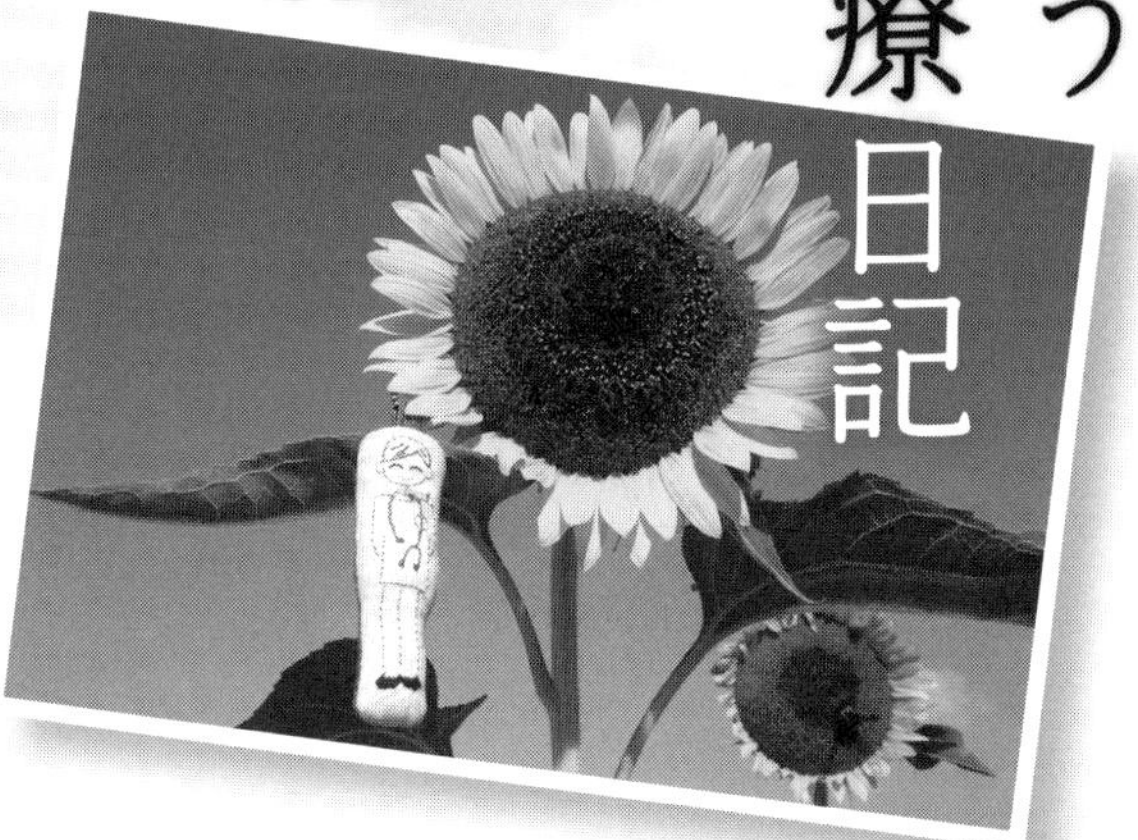

文理閣

目次

第1部　心に残るひとびと

第2部　人生の最後まで自分らしく大事に過ごす
患者と家族に寄り添う在宅医療

第1部
心に残るひとびと

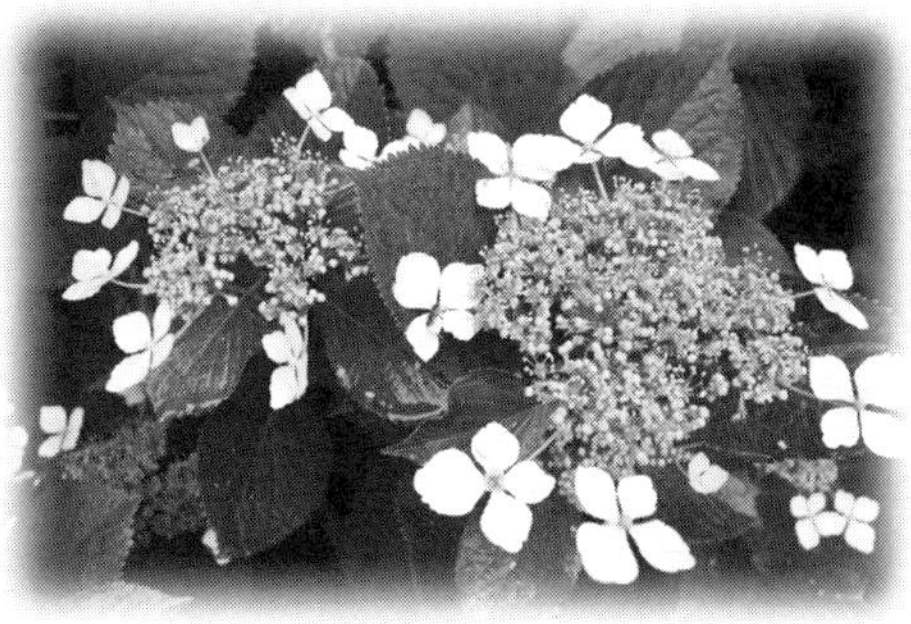

●食べたいもの入れたいやん

神経難病は病気の進行に従って嚥下《えんげ》障害が重度化し、経口摂取が困難になる。その対策として言語聴覚士による嚥下訓練が行われる。また食事形態を工夫したり、水分にとろみをつけて誤嚥を防ぐ指導をする。病状の進行に伴い、口からの水分・栄養分の摂取だけでは必要量が満たせなくなると、通常胃ろうによる経腸栄養を提案する。患者さんご家族が希望されると胃ろうを造設し、必要な水分と栄養分を経腸栄養剤の注入で補うこととなる。基本的に口から食べることを禁止しない。お楽しみとしての経口摂取は保障するが、病状が進行すればそれはわずかなものになってしまう。

筋萎縮性側索硬化症患者のみきちゃんは、処方した経腸栄養剤はあまり使わず、野菜中心のスムージーをヘルパーさんに作ってもらって、胃ろうより注入しているという。それで聞いてみた。

「経腸栄養剤なら栄養のバランスも考えてあるのに、なんでわざわざスムージー作って入れているの」

「経腸栄養剤だけやと野菜が不足すると思うの。それでいろいろ食べたいもの考えてへルパーさんに作ってもらってる。食べたいもの入れたいやん。それに胃ろうよりスムージー入れたら、野菜の匂いが口まで上がってくる」

舌で味わえなくても、食べたという満足感につながるというのだ。

ここで「食事」の過程を考えてみる。

①献立を考える
②調理する
③味わって食べる
④満腹する
⑤必要な水分、栄養分がとれる

家庭の主婦であるみきちゃんは病前より家族の食事を担当し、この過程を繰り返してきた。病気になってもこの過程をできる限り崩したくない。ご主人が食べる野菜と同じものを自分はスムージーにして注入する。②をヘルパーさんにしてもらい、③はできないが匂いは感じられる。①から⑤をそのようにして完結する。私たち医師は経腸栄養というと⑤だけが関心事となり、必要なカロリー、水分量にばかり目が行ってしまうというあまりに

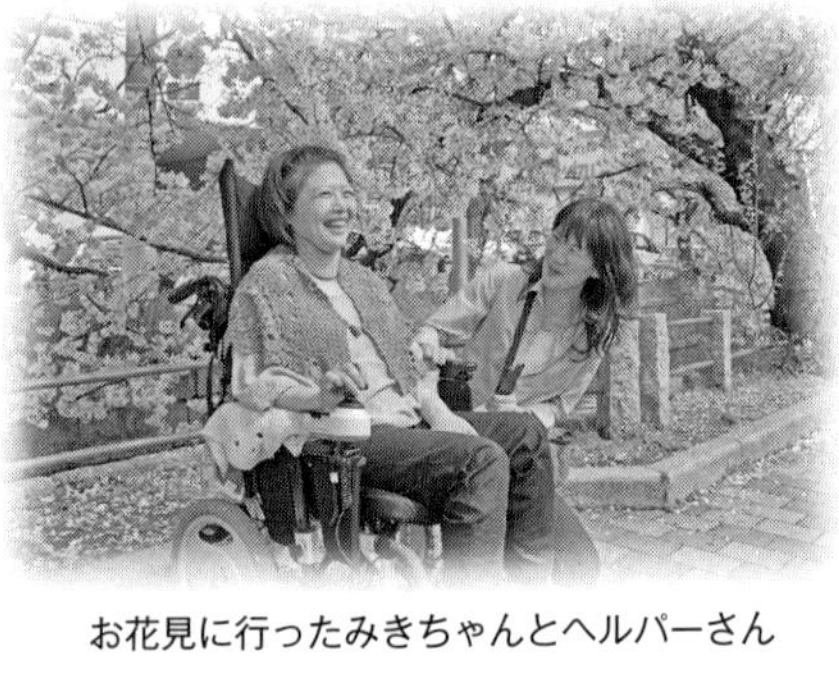

お花見に行ったみきちゃんとヘルパーさん

機能的な発想に囚われてしまっている。経腸栄養も日々の食生活の一部ということを教えてもらった。

二〇年前の入院患者さんのことを思い出した。手足のまひは軽度だが、重度の嚥下障害で肺炎を繰り返すため胃ろうを造設した。ベッドサイドに診察に行くと酒の匂いがぷんぷんしている。ベッドの下に缶ビールが隠してあった。問い詰めると胃ろうからビールを自分で注入したという。

「ビールは喉ごしで味わうものでしょ。こんなところから入れても」

と私は言ったが、その患者さんはただにこにこ笑っていた。その目は、のどごしでは味わえないがゲップがあると言っていたのかもしれない。

●おたがいの骨休め

私たちの在宅患者で最高齢一〇四歳の安江さんが亡くなった。食べられなくなって一週間目だった。認知症と加齢に伴う廃用症候群で久しく寝たきり状態であった。主介護者である娘さんご夫婦と同居され、介護サービスとして週四回のデイケアと月二回のショートステイを定期的に利用されている。私たちは月二回の定期往診と臨時往診でお家に伺ってきた。「安江さん」と呼びかけると、目を覚ましているときはおだやかな表情でにっこりと笑みを浮かべる。自発的な言葉は聞いたことがない。もともと穏やかな性格のお母さんだから介護されることを嫌がる「介護抵抗」はないが、娘さんといっても七〇歳だから寝たきりのお母さんの介護は大変だ。介護サービス利用がなければ在宅療養はとてもできないケースだ。住み慣れた我が家で最後まで看取ってあげたいという娘さんの熱意が、それを可能にしてきた。

春先から徐々に食欲が減ってきていた。それとともに時々発熱が見られた。慢性の脱水、低栄養状態を背景にして発症した尿路感染、誤嚥性気管支炎などが原因だった。細菌感染症など治療可能な疾患の場合は積極的に治療しましょう。しかし点滴治療などで感染症が治癒してもなお食べない場合は老衰と考えて、自然に任せて点滴などを行わずに看取りましょう。これが娘さんの希望に沿って合意したなかみだった。尿路感染が原因と思われる発熱に抗生剤点滴を実施し、数日後解熱した時点でお話しした。意識は傾眠状態で飲み食いはできそうにない。

「また明日往診に来ますが、このままでいきますね」

「はい、それで結構です。で、どれくらいでしょうか」

「一週間前後と思います」

五日後に一〇四歳の誕生日が迫っていた。ご家族にはなんとかそれまでは、という気持ちがあったのだろう。誕生日当日、すやすや眠るばっかりの安江さんではあったが、子ども、孫、ひ孫まで集まって誕生日を祝った。そして一週間たった「その日」も家族がみんな集まってにぎやかに過ごした。「ひいおばあちゃん、また来るね」そう言って家族はそれぞれに帰って行った。

やっと一息ついた娘さんが安江さんの寝息をうかがうと、すでにこと切れていた。連絡を受け、往診し臨終を告げた。

「ご家族に看取られ眠るような穏やかな最期。大往生ですね」

娘さんご夫婦の顔も晴れやかだった。娘さんたちにとっても精一杯の在宅介護。達成感といってよいだろう。

私はそのときショートステイの職員が言っていた言葉を思い出していた。

「安江さんはね、私たちのショートステイに入所するとき、『おたがいの骨休め』と言うんですよ」

介護保険サービスのひとつであるショートステイ（短期施設入所介護）は、主に介護者の休養を目的に、在宅療養されている要介護の高齢者を数日間介護施設に入所するサービスである。

私たちもショートステイは「主介護者の骨休め」と思っていたが、安江さんは「お互いの骨休め」と言った。いくら娘といっても日々のすべての介護を任せていることを安江さんは気遣っていたのだ。ひとときでも娘さんが自分の介護から解放されることが安江さんにとっても「こころの骨休め」になっていたのだ。

呼びかければ穏やかに笑みを浮かべていた在りし日の安江さんの心中を想った。

●職場復帰のあいさつ

患者、生協組合員のみなさん。

私は、五月一〇日夜、自宅で転倒し、脊椎骨折という不慮の事故で入院しました。幸い脊髄の損傷はなかったため麻痺などの障害はなく、手術はせず頚部固定の治療を続け、退院後は自宅療養、七月のリハビリ勤務を経て八月より通常勤務に復帰いたしました。みなさんからいただいた励ましがなによりの薬でした。

いま、診察室では診察の最後に患者さんに「お大事に」と声をかけると「先生お大事に」と声をかけられるという、なんとも麗しい光景が広がっています。復帰を待っていただいた患者さん、組合員さんの顔を見ることができて本当に幸せです。ありがとうございます。

この間、患者、組合員さんに多大なご迷惑をおかけしました。また、所長不在の中、支援にあたってくれた医師のみなさん、診療所職員にも心から感謝します。

「死は前よりしもきたらず。かねてうしろに迫れり」兼好法師の言葉ですが、災難は突然まったく予期することなく人を襲う、そのことに人は愕然とする、ということでしょうか。今回の事故を通して私の実感でした。

仏教には、人は「生・老・病・死の身」であることの自覚を促す教えがあります。私自身は長年、医師として患者さんの老・病・死にひたすらかかわってきましたが、自らの立ち位置はあくまで「生」の中にあるような錯覚に陥っていたように思います。うろんなことですが、ここにきて初めて自分も生・老・病・死の身であることが分かりました。その自覚に立って健康管理にこころがけ、まだ体調は万全とは言えませんが、夜診単位減など一定の業務制限をしつつ、これからも医師としての職務が長く続けられるように努力していきます。

患者、組合員さんの期待に応えられるように職員一同ともにがんばります。

今後ともよろしくお願いいたします。

二〇一六年八月二日

八尾クリニック　所長　大井通正

●職場復帰後二五日

八月よりほぼフル勤務で復職二五日経ちました。

体力も落ちました。年齢相応になった感じです。まだ頸部や上肢の鈍痛が残っていますが診察室の椅子や往診車のシートに座るとそれも忘れます。

療養中、医者になってはじめてまとまった時間が取れたので、たくさん本を読みました。加藤周一、多田富雄、日野原重明諸氏の本です。

ご承知のように、加藤周一は評論家で、多田富雄は世界的な免疫学者でいずれも故人です。日野原重明は現役の医師です。それぞれの分野で多彩な仕事をされた方々ですが、三者に共通する点は、三人とも医師で、戦前に教育を受け、戦争体験者であるということです。その体験に裏打ちされた反戦、反核、平和、憲法（とりわけ九条）と民主主義を守ることの意義をそれぞれの著作で語っています。

加藤周一は戦前戦後の歴史の実証的な研究に基づく日本政治批判の精緻な論考によって、多田富雄は、被爆者の苦悩、戦時中の朝鮮人強制連行、核兵器開発を進言したアインシュタインの苦悩などを題材にした新作能を書き、上演することによって、日野原重明はキリスト者として、さらに京大の医学生時代、七三一部隊の生体解剖を担当した教官より講義を受けた体験などにより、戦争は人を悪魔にするとして戦争の実相と反核平和の意思をとりわけ若い世代に伝えることをライフワークの一つにしています。

私が考えたことは、これからの日本社会のありように不安を持つもののひとりとして、戦争を体験していないが戦争体験者の声を身近に聞くことができた世代が今の若い人たちに語り継ぐことは何なのだろうかということです。

復職後は外来と往診で業務は少し軽減していますが、患者のあることなので予期せぬ対応が必要な毎日です。しかしむしろ復職できた喜びの方が大きいように思っています。

この年で「現場」に身を置けることにより、ときに「胸にしみる」体験が得られ、それが自らの生きる意味となっていれば、仕事と生活の境界は限りなく無いに等しい状態です。

Workaholic とはちょっと違うように自分ではおもっているのですが。

●共に生きる社会

痙直型四肢麻痺の重度障害を持つ美津子が外来に来て一〇年になる。車いすに座りきりですべての生活動作に介助がいる。朗らかでよくしゃべる。診察室の会話も「タメ口《ぐち》」だから、私も「美津子」と呼び捨てにする。東日本大震災のときも障がい者作業所の仲間を励ましに被災地に通った。その様子を大きな声でいっぱい話してくれる。今回の私のけがによる休職後、診療再開初日に美津子が来た。

「どんだけ心配したか」と泣かんばかりに私の顔を見る。そして、「お見舞い」と言って、ガイドヘルパーの手を介して紙細工の置物を渡してくれた。

それは回り灯籠のようなものでスイッチを押すと、りんりんと鈴虫の音色が聞こえてくる。イラッとするときなどスイッチを押すと気持ちが穏やかになる。現代人にはぴったりだ。

「ありがとう」と礼を言って、後日、快気祝いにタオルを贈った。つぎの診察日に美津子は診察室に入るなり「先生、私がトトロ好きなことなんで知ってたん?」タオルのことを言ってるのだ。みんな同じものを贈ったが、それは確かにトトロの柄だった。しかしそんなことは言わず、わたしはただ笑っていた。喜んでいただければそれで良いのだ。

そして、今日の診察日。美津子は、

「先生、良くなった?」

「まあ少しずつね。まだ長時間座ってパソコン入力すると首や肩、腕がだるくなる。こんな症状がだんだん良くなっていくのか、良くならずに一生付き合っていくもんか、まだわからない」

「でも先生、障がい者にならなくて良かったね」

美津子は私の顔を見ながら笑顔でそう言った。私は笑顔で返した。しかし胸の中に形容しがたい感情が沸き上がって、とっさの返事に窮した。私に対する美津子のねぎらいの気持ちを感じたのは確かであるが、「ありがとう」と返してはいけない何かを思ったのだ。

パラリンピックを報ずる新聞の見出しを思い出した。

障がい者と健常者　共に生きる社会を

つなぐ聖火と願い

障がい者と健常者がともに生きる社会とは、障害のあるなしで差別しない差別されない社会。障害のあるなしが幸せ不幸せにつながらない社会。そこでは「障がい者にならなくてよかったね」などという言葉は死語になっているだろう。そんな社会をめざす志を美津子と私は共有していると信じている。しかし現実の社会で重度の障害を抱えて生きることの困難さを美津子は日々体験している。体験しながらも志を失わない。それが彼女の生き方だ。このことが美津子から発せられた「障がい者にならなくて良かったね」という言葉に同意することを私がためらった感情の原因であったのかもしれない。障害を抱えて生きるなかで失わない志を支えていきたい。

●切籠（キリコ）祭り

切籠祭りは能登地方の祭りだ。正面に武者絵などを描いた切籠という巨大な行燈を神輿仕立てにして担いで街中を練り歩く。大きいものでは高さが一〇メートル近くある。地区ごとに切籠を出すから勇壮で豪快なにぎわいとなる。能登の秋の風物詩だ。

今年一〇三歳になったタケノさんは五年来の往診患者。認知症が進み、一人暮らしがむずかしくなったため長男さんが大阪に引き取った。デイサービスに通い、私たちの往診を受けていたが、しばしば昼夜逆転する。介護への抵抗も強い。身辺処理もすべて介助だから長男さん夫婦の介護負担も並大抵ではない。往診のとき、ソファにちょこんと座っている小柄なタケノさんに声をかけると、にっこりと笑う、しわだらけの小顔に笑みがあふれる。

「いつもはこんな顔しないのに」

礼節が保たれているのだ。

血圧、経皮酸素濃度を測り、聴診器を当てる。必要な情報をカルテに記載し終え、タケノさんの横に座り顔を覗き込む。

「タケノさん、今日は何を歌いましょうか」そう言って歌集を開き声を合わせる。

♪ウサギ追いしかのやま

♪南国土佐を後にして

家族は穏やかに見守っている。こんなときばかりではないのだろう。しかし往診のときぐらい患者さんに気分よくしていただきたい、気分よく過ごす姿をご家族に見てもらいたい。

タケノさんはしばしば飯田という地名を口にした。長男さんに聞くとそれは故郷奥能登の地名だった。帰りたいのだろう。

その地の切籠祭りでは切籠を担いで海に入るという。息子さんも若いときは切籠を担いで海に入った。海辺で声援を送る若き日のタケノさんを想う。

二カ月前よりタケノさんの食がめっきり細った。特に原因は見当たらず老衰によると話した。これが最後だからとご家族はタケノさんの里帰りを実行した。故

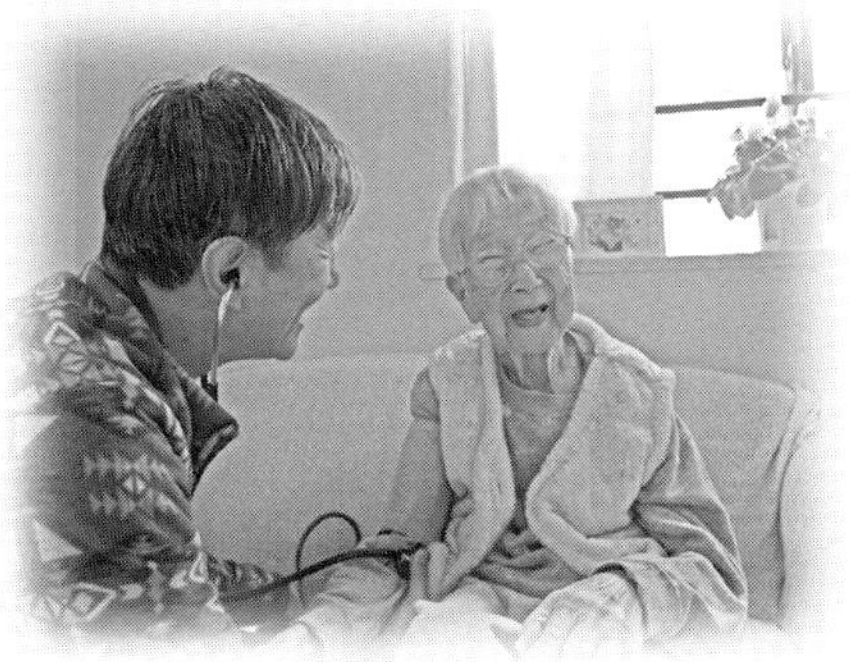

患者の往診風景
タケノさん

郷では親類縁者が集まってタケノさんを囲んでにぎやかに過ごした。「生きるちから」が蘇ったのかタケノさんの食も進んだという。

「これだったら切籠祭りに帰れるかも知れん」そんな期待を家族は口にした。

帰阪し元の生活に戻ってからは座位もとれなくなった。寝返りもできなくなって褥瘡も発生した。介護用ベッドとエアマットを入れ、訪問看護を依頼した。すでに発語はない。顔を寄せると手を伸ばしてくるがその意味はわからない。在宅看取りの意思をご家族に確認し、点滴はせずできるだけ自然に看取ることにした。

その日は朝から笑顔だったという。夜になり、呼吸が乱れてきたと電話が入り患者宅に急いだ。到着し臨終を告げた。孫がタケノさんの口に氷片を含ませてあげてほどなく息が止まったとのことだった。苦しむことなく静かに生を終えた。穏やかな顔だった。

「大往生でしたね。ご家族も本当に良くお世話なさり看取られました」

主介護者である嫁は目を泣き腫らしながら「大往生でした」と返した。

通夜と葬儀は故郷でとり行い荼毘《だび》に付すという。

最期の日を笑顔で迎えたタケノさんは一〇三年の歳月を経て奥能登の土に還った。

●紅葉狩り

日曜日、三度目の正直ということで筋萎縮性側索硬化症在宅患者幸江さんの秋のお出かけがやっと実現した。昨年は堺市の農業公園「ハーベストの丘」だったから今年は花博記念公園にしたいねと計画を立てていたが、天気のめぐりが悪くて延期したから、近場の公園に紅葉を見に行くことになった。

ご主人、お母さんに私たち「チーム幸江さん」の訪問看護師、セラピスト、ケアマネ、主治医の私と総勢一〇人が集まった。リクライニング車椅子にレスピレーターを同架し幸江さんを移した。バッテリーで数時間の外出は可能だ。吸引機も別の車いすに乗せ、さあ出発。

公園の桜は赤く紅葉し少しの風で落葉した葉っぱが公園の土を赤く彩っている。葉っぱの大きい楓は濃い黄色で、イチョウは黄色の葉っぱをまだしっかりと枝につけ落葉は先になりそう。いろんな色の葉っぱを踏みしめ、桜の木の下で上を見上げると透過光でひときわ鮮やかに彩られた紅葉が目に入る。車いすを桜の木に寄せ、「幸江さん、見上げてごらん」

公園をひと巡りし、次の公園に入った。赤い、黄色い、さまざまなグラデュエーションの落ち葉で敷き詰められている。記念写真を撮って「あずまや」の休憩所で一休みした。幸江さんを真ん中に、周りの木のベンチにみんなが座り、お母さんとご主人の用意してくれた飲み物とお菓子をいただいた。看護師が咀嚼《そしゃく》のできない幸江さんの口に「ぬれおかき」を少しだけ含ませた。「もぐもぐしたね。味が分かる?」。

昨年の「ハーベストの丘」ではラ・フランスのソフトクリームだったね。そんなことを思い出した。

オカリナを吹いた。シチリアーナ、いつも何度でも、北の国から、花は咲く。下手なことは承知だが心をこめて演奏した。オカリナの音が東屋の屋根に共鳴した。

神社にお参りした。ご主人が幸江さんの動かぬ手指を組ませ、「よくなりますように」と頭を下げた。一時間三〇分のお出かけは無事終了した。

お出かけの初めから終わりまで、みんな笑顔だった。幸せな気分を共有できたよろこび。

●過労自殺

　電通の女子社員の過労自殺が報道されたとき、多くの国民は改めて日本の労働者が置かれている過酷な現場の実態を見せつけられ、それが他人事でないという思いを持った。ブラック企業に勤めた過去を持ち、その体験をブログに記した漫画家は語る。「周りはそんな仕事はやめればよい、転職すればよいと言うが、現場にいた自分には、このまま仕事を続けるか、死ぬか。その二つの選択肢以外は考えられない状態になってしまうのです」

　ここまで彼女を追い込んだ責任は上司を含む企業にあることは当然として、このような労働実態を放置した労働組合と「産業医」に責任はないだろうか。労働者の権利を守れない労働組合の実態について知るところはないので触れないが、職員の健康を守る立場である産業医については看過できない。労働者のメンタルヘルスの実態把握を目的として二〇一五年一二月に施行された改正労働安全衛生法で事業者に従業員のストレスチェックを年一回実施することを義務づけた。電通の産業医が職員のメンタルヘルスに対しどのように認識していたのだろうか。「ストレスチェック制度」は実施されていたのだろうか。報告する義務があると思う。

在宅医療の現場でも、介護者が過酷な介護の果てに、過労にとどまらず自殺に至るケースも報道されている。

過労自殺と、介護の現場に潜む介護虐待、介護殺人、介護過労自殺。それらは過酷な状況に追い込まれた人間が正常な判断力を失う点において同根である。

家族の介護を過酷なものにしないために、介護を抱えても家族が人間らしい生活を失わないために私たちにできることはなにか。単に介護サービスの紹介だけでは問題が解決しない場合が多い。常に心にとめていくべきことは、患者と同様に家族への援助の視点である。

初めて見たすばる

プリアデス星団（M四五）です。ギリシャ時代、目の良い人は七つの星が見えたそうです。それで七人の姉妹というギリシャ神話が生まれました。日本では「六連星（むつらぼし）」。かの清少納言も「星はすばる」と絶賛しています。

小学校四年生のお誕生プレゼントに父に買ってもらった小さな望遠鏡で物干しから眺めた最初の星団がすばるでした。それまでも空に星の集まっているところが気になっていたのですが、本当に星がいっぱい見えて思わず「あっ」と声が出たことを懐かしく思い出します。

●新年あいさつ

新年おけましておめでとうございます。年末は恒例の在宅患者さん宅へ出張コンサート、神経難病の患者さんを中心に東大阪、八尾と六軒のお宅にお邪魔しました。生協病院橘田亜由美先生のボーカル、大江のぞみさんのヴィオラと私のオカリナです。プロローグは橘田先生の詩の朗読。伴奏にオカリナで「ザ・ローズ」。次は橘田先生の独唱。のぞみさんのヴィオラ伴奏でシューベルトのアベマリアを歌いました。当日のメインプログラムとしてバッハの無伴奏チェロ組曲より一曲、のぞみさんのヴィオラ演奏で。次いでオカリナ演奏、ヴィオラ伴奏でレスピーギのシチリアーナ、浜辺の歌。最後に全員合唱で「ふるさと」を歌いました。ご家族、訪看さん、ヘルパーさんも来ておられ、に

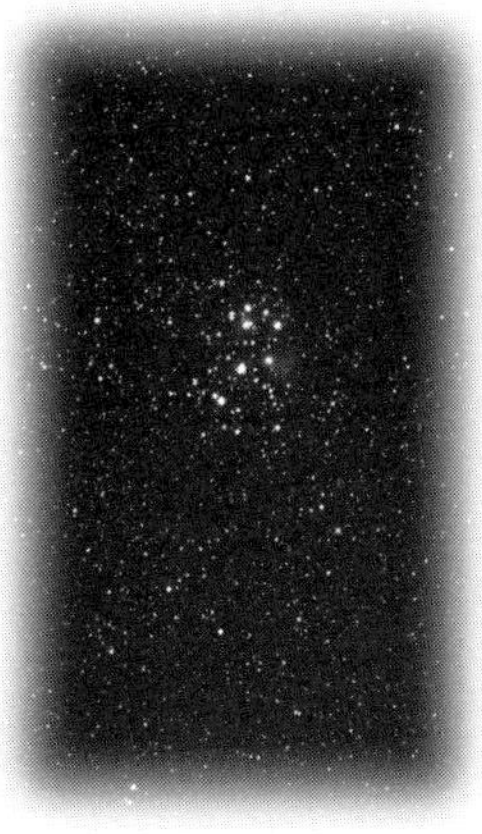

すばる

ぎやかなひとときが過ごせました。患者さんご家族にとって穏やかな一年になりますように。

三一日大みそかは、久しぶりの晴天で月もなく在宅患者さんの呼び出しもなかったので、星の写真を撮りに高野山に行きました。高野龍神ハイウエーの撮影場所は満天の星空でしたが、撮影機材の準備など零下二度のなかで寒さに震えて撮影しました。おなじみの冬の大三角と、オリオンがおうしと戦っているところをプリアデス（すばる）の七人の王女たちが眺めています。

今年もよろしくお願いいたします。

●在宅医療の現場における介護過労自殺

最近、在宅医療の現場で介護者が過酷な介護の果てに自殺したケースを経験した。難病の患者を父とともに昼夜分かたず介護していた女性である。

患者は寝たきり全介助、介護保険サービスで訪問看護、訪問介護を利用していた。しかし患者は睡眠覚醒リズムの障害により昼夜逆転していたため、この二カ月間、夜間の身体介護を女性が担当していた。女性は昼間就寝し、私たちと顔を合わすことはほとんどなく、会話は持てなかった。

ケアマネジャーはショートステイ利用、施設入所などの提案をしていたが家族の賛同は得られず具体化は進まなかった。初回往診日に、訪問看護師、ケアマネジャーと顔合わせはしたが、患者宅でのサービス担当者会議を開催し、家族とともに支援計画を立てることができないまま一カ月後に事故が起きた。

介護者に対し適切な援助ができなかった反省に立ち、振り返りカンファレンスを行った。

▶在宅医療の現場では、ストレス耐性が低下している精神疾患を持つ家族が介護者になる事例が少なからず見られる。
▶このような事例では患者への適切なサービス提供だけでなく、介護者の状況を理解し介護負担が過大にならないような配慮が必要である。
▶この事例でも担当者が個別に悩みを抱えるのではなく、介入早期にサービス担当者会議を開催し、多職種参加のチーム医療による患者と介護者の抱える問題（課題）の把握と共有化、援助方針の策定が図られるべきであった。
▶過労自殺と介護の現場に潜む介護虐待、介護殺人、介護過労自殺。それらは過酷な状況に追い込まれた人間が正常な判断力を失う点において同根である。

「死にたい、助けて」というアンビバレンツな叫びに私たちは応えられなかった。闘病と介護のなかで患者も介護者も孤独にしてはならない。援助の在り方が問われている。

駆けつける医療

午後八時すぎ、仕事を終えて帰宅途中電話が鳴った。往診担当看護師めいこからだ。自宅のある住宅地に入ったところだった。

「息が止まってるようだと娘さんからの連絡です」

「四〇分後にクリニックで」

近畿道岸和田和泉インターに車を戻した。

今日の午後往診に行ったとき、園子さんの手足にはチアノーゼが出ていた。血圧は収縮期血圧六〇の触診。呼吸は穏やかで、下顎呼吸ではないが弱々しく、呼吸音の聴診は困難だった。聴診器を外した私の顔を見つめながら、娘は問いかけた。

「で、あとどれくらい」

「今夜でしょう」

「わかりました」

認知症を患う九六歳の園子さんは昨年来、下肢閉塞性動脈硬化症で足趾《そくし》切断し、寝たきりとなって外来から往診にかわっていた。食事を摂れなくなってから在宅看取りを希望され、二週間前の日曜日には家族がみんな集まり園子さんを見舞った。以後、ほとんど毎日往診している。血管確保が困難になった一週間前からは、ご家族の同意を得て点滴も中止した。

クリニックでめいこと落ち合い、園子さんの家に急いだ。

園子さんは安らかな死に顔だった。ご家族に臨終を告げた。遺言めいた言葉も口にすることなく家族に見守られて静かに九六年間の生を終えた。ひ孫が母のスカートにしがみつき泣いていた。今日の午後往診、ランドセルを背負ったこの子に玄関先で出会ったところだった。生まれて初めての衝撃的な体験であったことだろう。

園子さんは自らの生の最期をひ孫に見せることによってひ孫の心の中に生き続ける。「家で看取る」。この子にとってそれは概念ではなく、言語化できない体験として。

帰路、高速道路を急ぎながら昨日見たテレビ番組を思い出していた。

それは岐阜県中津川市で救命救急医療に従事している医師のドキュメンタリー番組だ。

中津川市は市域が広く山間部を多く含むため、救急要請があってから現場に到着する時間が遅くなる。病院へ救急搬送され診断と治療が開始できるのはさらに遅くなる。だったら、救急要請があったらドクターカーが直接現場に駆けつけて治療を開始すれば救命率も上がるではないか。主人公の医師はこれを「病院前救急医療」「駆けつける医療」と名付けて連日奮闘している。二四時間体制で、要請があれば出動する勤務を連続九日間続け二日休むといったローテーションを二人の医師でこなしている。成果は確かに上がっている。行政や地域住民の評価も高い。しかし「あまりにも過酷な勤務にスタッフや患者家族につらい顔を見せることはないのですか」、そんな質問にも「医者は客商売ですからそんなことはしません」。

その通りだと思った。一刻も早く医師に診てもらうことを待ち望む患者、家族のもとに「駆けつける医療」を担っている。その表情には充実感がみなぎっていた。

在宅医療の現場でも患者の状態が安定していれば定期往診だけで事足りる。しかし在宅看取りの場合は、当然であるが病状の悪化をはじめ不安なときを過ごしている患者家族のもとに駆けつけることが必要とされる局面は多くある。そんなときは極力「駆けつける」ことを在宅医療のチームの一員として続けていきたいと思う。

「駆けつける医療」は在宅医療のキーワードでもあるのだ。

●金信愛先生クリニック訪問

韓国から大邱慶北人道主義実践医師協議会の金信愛先生が、在宅医療の見学に来られました。外来診療見学、組合員さんとの交流、往診同伴、職員との歓迎会とぎっしり詰まった日程でしたが熱心に参加され、日本語が堪能なことと、そのチャーミングで気さくな人柄に職員一同感動しました。

国は違っても「無差別平等の医療」「患者、組合員が主人公の医療」をめざすことでわたしたちの思いは変わりません。これからも交流を続けていきたいと心から願っています。金信愛先生、お疲れさまでした。

●掃除機を使えと言われているけれど

九四歳になるグループホームのきみさんが食事中窒息した。食物の誤嚥《ごえん》だ。介護ヘルパーさんが気づき、抱きかかえ、背中を叩いたが呼吸もできず声も出ない。急の知らせで駆けつけた看護師がグループホームに備え付けてあった吸引アダプターを掃除機の蛇腹の先端にはめ込み、スイッチを入れ口内に差し込んだ。途端に鶏肉の塊が吸い出されきみさんは息を吹き返した。残りの食物残渣は吸引機でていねいに吸引し事なきを得た。

この吸引アダプターは五、六年前に手作りで作ったものだ。きっかけはこうである。「高齢者の窒息事故を防ごう」などという新聞記事を見かける。誤嚥しにくい食物形態の紹介、食事を喉に詰まらせたときの処置として背中から両手を患者のみぞおちに当て身体を一気に引き上げる「ハイムリッヒ法」の紹介などとともに、家庭用掃除機の使用に触れていることもある。しかし、掃除機を使うといっても直接口に入れることなどできない。不親切な記事だ。だったら自分で工夫してみようということで「百均」に行った。掃除機の先端に付けるものを探した。すきま掃除用のアダプターが目に入った。先端が平たくなっているのでこれでは口に入らない。平たくなっているところを切ってビニールホースをはめてみてはどうだろう。すきま掃除アダプター一〇〇円、ビニールホース一メートル一〇〇円。さっそく購入して製作してみた。先端を切断したアダプターの根元をガスコンロで温めて一〇センチほどに切ったビニールホースを差し込んだ。これで完成。製作費用は一一〇円だ。みんなで集まりたくさん作って介護部門に常備してもらうことにした。

液体や流動物の誤嚥は通常窒息にまで至らず、背中を叩いたり吸引で対応できる。しかし食塊の誤嚥はときに窒息事故につながる。救急車を呼んでいるうちに命にかかわってしまう。周囲の人が喉頭に詰まっている食塊を直ちに取り除く処置が必要である。私の施設で実際に救命に役立った事例は今回が初めてであるが、備えあれば患いなし。ちなみにアマゾンで検索すると、全く原理は同じ吸引アダプターが介護用品として二九〇〇〇円で市販されていることを知った。同じことを考える人がいるのですね。

●死に逝く人の「生きる意欲」

昨年（二〇一六年）出した拙書の中で、私は重度の病気と障害を抱えた患者の「生きる意欲」を支えることが在宅医療の目標のひとつであると書いた。拙書を読んでくれた宗教者である友人からいただいた感想に、死を間近にした患者に対して「生きる意欲」を目標とするという「医療の矛盾」を想像し、胸を痛めたとあった。

そうかもしれない。しかしこんなこともあった。最近のことである。

在宅患者、胆のうがん末期のおばあさんが往診に来た私たちに、

「里から送ってきた小芋、炊いたらおいしいから持って帰れ」といって嫁に包ませた。

「ばあちゃん、おいしかったよ」そう言おうと訪ねた日が臨終を告げる日になった。

やすらかな死に顔を前にして思った。

あたりまえの日常のちょっと先に死があり、あたりまえの日常を最後まで支えていくことが在宅医療ではないか。

死に逝く人の「生きる意欲」とはなにか。「生」ある限り自分らしく、自分で納得がいくように日々を過ごしたい。そのことを患者が自覚しているいないにかかわらず、そんな「生」を支えていきたいと思う。

●偉そうにする娘と知らん顔の息子

在宅医療の現場では、患者も介護者も高齢者という、いわゆる「老・老介護」が多い。たとえば寝たきりの夫を高齢の妻が主介護者として介護する例をとりあげる。

介護保険では訪問系サービスとして訪問看護、訪問リハなど、通所系サービスとして、通所介護（デイサービス）、通所リハ（デイケア）などがあり、患者の介護度に合わせて必要なサービスを受けることになる。しかし夜間の介護をはじめ患者のこまごまとした身辺処理や言葉のやりとりに妻は疲れ切る。娘や息子が同居していても日中働いているからあてにできない。別居であればなおさらだ。それはしかたがないこととあきらめているが、その娘や息子の態度が許せないという。そんな繰り言を聞くはけ口に私たちがなっている。

「働いている娘が私に夕食を作っておいてと言って家を出た。夕方になって炊飯器の内釜を取り出し米をといで持ち上げようしたが重くて持ち上がらない。娘が買ってきた「かまど炊き」とか言うもので、米と水を入れると五キロを超えるの。八〇超えた私では無理です。帰ってきた娘に叱られた。どうしてできてないの。お母さんがぼけてもらったら困るから、日課を決めて家事を頼んでいることわかってるでしょう。なんて偉そうにいわれて情けなくて」

娘さんの母を思う気持ちもわかるが伝わっていない。「上から目線」が親の感情をむしばむ。しかし抗弁はしない。「ちょっとここにお座り」とでも言ってみたらとけしかけるが、「そんなことできますかいな」

夫が主介護者のケース。「息子は学校の校長してますが、忙しいと言うてちっとも親の家にはよりつきまへん。正月ぐらい顔見せたらどうやと電話したら正月には来ました。ちょっといただけで帰るというからたまには電話しいやと言うておいたら三月に入って電話くれた。『元気か』というから『元気なわけないやろ』と言うてやった」

ちち、ははの悲しみが胸を打つ。

子どもたちも日々の生活に追われ、気持ちに余裕がない、親のペースに合わせ介護に向き合う余裕などない。そこで娘は親に「こうあってほしい」という規範を性急に押し付ける。息子は老・老介護の現場から遠ざかろうとする。もちろんそうでない例も多々あるが。

誰が悪いと言っているのではない。親を看るのは子の努めなどと道徳観を押し付ける気はさらさらない。やさしくされない親と、やさしくなれない子がともに不幸を抱えているのだ。

老親と子のさりげない心の通い合いができる環境と社会のしくみを、私たちの地域社会が創りあげなければ高齢化社会の未来はない。

●Let it be

猛烈社員として家庭を顧みる余裕もなく働き続けてきた勝次さんの身にがんが見つかった。すでに骨転移が見られ緩和医療の対象とされ退院してきた。末期がんの父を看取るため娘さんが嫁ぎ先の東京から家族を残して駆け付けた。在宅主治医として受け持ったががん性疼痛のコントロールが困難を極めた。骨転移が多発し体動ごとに激痛が走った。経口モルヒネ剤を増量していったが思うように鎮痛効果が得られない。鎮痛補助としてステロイド、鎮静剤などを加えたが鎮痛コントロールができない。そのうち呼吸抑制、せん妄、意識障害があらわれるようになり娘さんにも死期が近いことを告げた。経口剤の服用が困難となったためモルヒネ注射製剤の持続皮下注射に切り替えた。力価を計算しモルヒネの量を六割にとどめた。これが功を奏したのか呼吸抑制は止まり痛みの訴えは少なくなり意識レベルも改善した。正気の時間が増えるにつれて自宅マンションを訪れる見舞客と言葉を交わすようになった。家事や介護は娘が受け持った。訪問看護師が来る昼間はまだ良い。昼夜逆転傾向にある勝次さんがごそごそする夜間の介護は熾烈だ。娘さんはねられない。諫める娘さんの声掛けもつい荒くなる。娘に偉そうにされたと感じた勝次さんが切れた。

「だれに育ててもらったと思ってるのや」

今度は娘が切れた。

「お父ちゃんなんかに育ててもらってへん。お母ちゃんに育ててもらったんや」

「でも養ってもらったことは確かやろ」

「お父ちゃんには養ってもらったかも知らんけど、育ててもらった覚えはないわ」

先年亡くなった母と弟と三人で過ごした日々が娘の脳裏に浮かんだ。そこに父の姿はない。

このエピソードを夫に言ったら、

「あとがないお父さんに向かってよくそんな言葉が言えるな」って叱られたと。

惻隠《そくいん》の情というものもあるのではないかと言いたいのだ。

「私や訪問看護師はそんな風には思っていませんよ」

家族関係はさまざまだ。愛憎ないまぜにというのが多くの家族の実態だろう。

末期の親を看取る孝行娘といったステレオタイプの、道徳の教科書のような役割を演じることはない。

「今までの親子関係をさらけ出して言いたいこと言って、自然体で看取るのが良いですよ」

そういう私を見て娘さんは微笑んだ。

「Let it be ですね」

入口のドアノブに手をかけながら私も微笑んだ。

「そう、ありのままに」

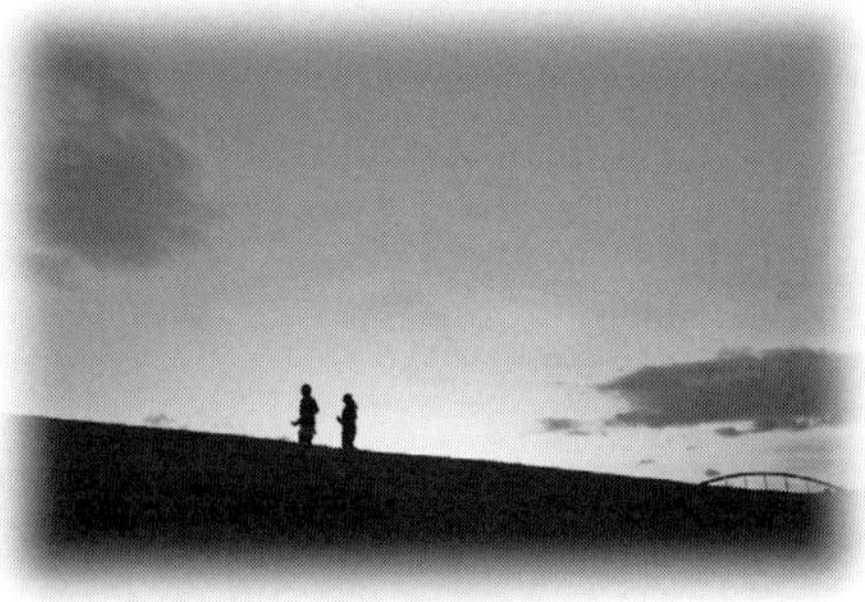
大和川の夕暮れ

●黒髪の再生

筋萎縮性側索硬化症の在宅患者栄一さんは、現病の進行を遅らせられる可能性のあるとして認可された薬剤の点滴を希望され当院外来通院されていた。当初独歩可能だったが次第に不安定となりノルディックウオーク用の両杖歩行となった。膝折れ、転倒の不安が強くなり移動手段として電動車いすを導入した。そのころから咀嚼《そしゃく》・嚥下障害が始まり、十分な水分と栄養が摂れなくなりやせてきた。後退した頭髪にも白髪が目立つ。そこで経腸栄養剤を処方し経口で飲んでもらうことにした。しかし一日に一缶飲むのが精いっぱいだった。栄一さんは病名告知を受けた大病院神経内科で、今後希望する医療の選択として、胃ろう造設による経腸栄養および気管切開人工呼吸は希望しないと意思表示されていた。

実は栄一さんには夢があった。実家の建て替えをされていて八月には完成する。自分の目で新居の完成を見てみたい。バリアフリーの新居に住みたい。しかしこのままでは八月まで持たないかもしれない。そんな不安がよぎった。障害を持つ子どもさんと同居されていた。子どもさんは以前より胃ろうから経腸栄養を受けている。

「息子は一日三缶入れてる。わしは一缶飲むのがやっと。いけるわけないわな」

そう言ってあらためて胃ろう造設と経腸栄養を希望された。経腸栄養を開始し元気が出てきた。むせなく口から食べられる量も増えてきた。坐位耐性も向上した。八月の新居完成に間に合うと笑顔で栄一さんは語った。奥さんが驚いたように、

「あっ、お父ちゃん、黒い髪の毛生えてきてる」

その場に居合わせたみんなで栄一さんの頭を眺めて触ってみた。後退した生え際に確かに短い黒髪がふさふさと生え始めている。栄一さんは得意げに、

「栄養が良うなると髪まで黒くなる。足の水虫も出てきた。たいしたもんや」

顔を見合わせみんなで笑った。

筋萎縮性側索硬化症をはじめとする神経難病においては、病状の進行による機能低下より嚥下障害で食事が摂れないことによる低栄養、低たんぱく血症の結果として生じるるい痩、筋肉減少が原因の機能低下の方がはるかに進行が速い。つまり十分な栄養が補給できれば急速な機能低下は食い止めることが可能となる。現代医学においても神経難病の進行を止めることはできないが、栄養状態の改善により機能低下を遅らせることができるのだ。神経難病患者に単に「宿命論」による人生の終い方を求めるのではなく、何が可能なのかという選択肢を提示し、そのことによって得られるであろう生活のイメージを患者が

持てるように援助することが大切と思う。

●肌触るる愛

二年浪人して京都大学に入学した私は教養部の授業に鰺坂二夫《つぐお》教授の「教育学」を選択した。大教室で遠くから眺めた名物教授の姿は、背筋の通った偉丈夫で太い眉毛と野太い声は古武士の風格を感じさせた。どのような内容の講義であったか覚えていないがたった一つ今でも覚えているフレーズがある。それは教育の原点は「肌触るる愛」である。と私には聞こえた。肌触れるでも肌触るでもない古風な言い回しが頭に残っている。

末期がんで在宅緩和医療を続けていた勝次さんは、介護に専念できる家族がいない環境で二カ月近く頑張ってきた。家族はローテーションを組んで介護に当たった。私たちは訪問看護師とともに連日自宅を訪問し患者、家族を支援した。家族を残して父の介護に当たってきた娘もいったん自宅に帰ることになった。一〇日後にはまた戻るから、その間の療養先を窓から自宅の見える近くの病院に求めた。

末期がんの自宅療養が長引くと、当の患者はもとより家族も疲弊する。適切にタイミングを見計らって病院・施設の利用を提案する。これは私たちの役割だ。病院に入院する日、勝次さんは私の目を見つめ「見捨てないで」と言った。
勝次さんは死期を悟って「もう自宅には帰れない」と思っていたかもしれない。

「見捨てない」手を握り私はそういった。

私の帰った後、訪問看護師が訪れた。勝次さんは笑顔で介護する看護師のユニホームの胸に手を差し伸べた。看護師は柔らかくその手を制したという。

入院後も毎日のようにお見舞いに行ったが勝次さんは結局病院で亡くなった。家には帰れなかったが安らかな最期であった。

死期を悟った勝次さんの行為を非難する気にはなれない。なぜか切ない気分になってしまう。

「肌触るる愛」。ほどなく人生を終える人が望んだというその事実に対して感動するのだ。

●眼前のボール

パーキンソン病は神経難病の中では患者さんの数が一番多く、私の診療所でもたくさんのパーキンソン病患者さんを外来、往診で診ている。この病気の特徴は、固縮という関節の曲げ伸ばしが困難になる症状、無動という突然随意的に体が動かせなくなる症状、振戦という安静時に主として手足が震える症状などがあらわれる。この固縮、無動、振戦をパーキンソン徴候と呼んでいる。そのほか進行すると体のバランスが不安定になり転倒しやすい姿勢反射障害、歩行開始時に足がすくむすくみ足、前方突進、歩行が小刻みになるパーキンソン歩行、背中が丸くなる前屈姿勢、歩行時に肘を軽く曲げ、自然の手の振りが消失する、すべての動作が緩慢になるなどの症状がみられる。モハメドアリ、ヒトラー、永六輔など有名人でもこの病気が疑われる例は多い。

中等症のパーキンソン病患者三上さんは調子の良いときにはバランスは悪いが歩行も自転車に乗ることもできる。しかし無動になると全く動けなくなる。字は書けるが拙劣だ。趣味は卓球で卓球台の前に立つとラケットが振れるという。同じ病気で私が診ている神田さんはさらに重度だが、パーキンソン病患者の卓球グループで三上さんたちと一緒に卓球を楽しんでいる。日ごろは箸やスプーンを持って食事をするのにも時間がかかり、しばしば介助が必要なのにどうしてそんなことができるのか。

それで思い出した。ロバート・デ・ニーロが主演した「レナードの朝」という映画がある。あるさえない老人病院に就職したデ・ニーロ扮する神経内科医が、そこにかつて流行したエコノモ脳炎にり患した患者たちが長期入院していることを知る。その患者たちは無動、無言で廃人のごとく扱われていた。彼はこの患者たちがパーキンソン徴候を示すことを知る。この患者たちにエルドーパという薬を与え効果があることを発見し、パーキンソン病の治療法の確立に道を開いたという話である。

映画の中で印象深い一シーンがある。それは車いすに座っている無動の患者に向かってビーチボールを投げると、固まっていた患者の手が突然上がり、眼前に来たビーチボールを受け止めたのだ。脳卒中の片麻痺患者であれば、よほど軽度のまひでない限りこんなことは決してできない。麻痺と固縮は違うのだ。麻痺は運動神経そのものの障害により筋収縮が困難になるが、パーキンソン病の固縮は麻痺と異なり運動神経の障害はない。運動をコントロールする系（錐体外路という）の障害で随意運動がうまくできなくなる。運動をコントロールする系への適切な「刺激」があると突然随意運動がスムーズにできることがある。このような現象を「逆説的無動」と呼ぶ。卓球台の前に立ち相手と向き合い眼前にボールがやって来るという緊張感、刺激がラケットでボールを打ち合うことを可能にしているのだ。日常生活を見ているととてもそんなことができるようには思えない患者さんたちが、この「逆説的無動」により卓球を楽しんでいる。

卓球はパーキンソン病患者さんのリハビリテーションとして極めて有用であると思う。三上さん、神田さんの提案で私たちの診療所を使って月一回卓球と患者さんご家族の交流の場を作ることにした。楽しみにしている。

●使えない手を使う

「廃用手」。いやな言葉だ。使えない、役に立たない手という意味である。

日常生活動作で使える手は「実用手」、うまく使えないけれど補助的には使える手を「補助手」、これと区別して重度の機能障害が残り補助的にも使えない手を「廃用手」と呼ぶ。その多くは脳血管障害の急性期治療後回復期リハを経て機能障害のゴールに達した片麻痺上肢に対して使われる。

しかし、本当に役に立たないものってあるのだろうか。使えない手は使えないのか。

大脳皮質基底核変性症という神経難病がある。パーキンソン病に類似した症状がみられるためパーキンソン病類縁疾患に分類される。特徴的な症状は筋肉がこわばり随意的な関節運動や体幹の運動が強く障害される「固縮」である。症状発現には顕著な左右差があり、一見片麻痺のように見える。

大脳皮質基底核変性症の在宅患者仙次さんは、右上下肢に高度の固縮がみられ寝返り、起坐要介助、車いす座位は可能である。しかし、固縮により体幹が右に傾くため、安定した座位をとるためには車いすのアームレスト（腕を乗せるところ）と体の間に座布団を差し込み、左手を奥さんが常に支えている必要がある。右手は随意的な運動は全くできず、いわゆる「廃用手」である。手のひらが刺激されると手指を握りしめ、随意的には開く（手指の伸展）ことはできない。これを把握反射と呼び、この病気にみられる前頭葉の障害である。

食事のときにはテーブルを前に車いすに座らせた仙次さんの口に、奥さんがスプーンで食べ物を入れている。全介助である。「たいへんなんですよ」その通りだ。なんとかならないか。

「握り棒」というものを作ってテーブルに取り付けた。これを仙次さんの右手に握らせて肘をテーブルの上に乗せると、仙次さん自身で十分体幹の保持ができる。「握り棒」を握った右手は離さない。正確には自らの意志では離せない。アームレストと仙次さんの体の間に差し込んでいた座布団は取り払い、奥さんが仙次さんの左手を支える必要はなくなった。仙次さんは左手を自由に使えるようになった。スプーンが持てるようになった。テレビのチャンネルを変えることができるようになった。「握り棒」により「廃用手」が体幹を支える「補助手」に変わった。使えない手が使える手、役に立つ手に変わったのだ。

ちなみに、「握り棒」のアイデアは「生活工房」の増澤高志さんに教わり、「百均」で使えそうなものを物色し作ってみた。製造原価は四〇〇円である。日曜大工でできる。試してほしい。

●語り継ぐこと

目覚めたらカーテンのすきまから薄明の空にひときわ輝く星が見えた。明けの明星、金星だ。空は次第に茜色に染まり始める。七二年前「あの日」の朝にも薄明の空に輝く明けの明星を人々は見たかもしれない。数時間後に迫った地獄の惨状を予感することもなく。

昨日の往診のことを思い出した。小出さんご夫妻だ。九〇歳近いご主人は脳卒中片麻痺で、屋内伝い歩きは可能だが合併症の糖尿病自己注射も含め日々奥さんが介助されている。

内科的管理に加え転倒リスクが高いため、日常生活動作能力維持のため訪問リハも実施中である。診察の合間に聞いてみた。

「小出さんはどちらのお生まれですか」

「わたしは朝鮮の京城（現在のソウル）で生まれました。父は小出朋治といいますが、キリスト教の牧師をしていまして、教会の再建のため日本から派遣されたのです」

「何歳までおられたのですか」

「一四歳までいました。父の転勤に伴い戦時中大阪に移ったのです。大阪でも教会の再建に奔走していました。わたしは当時中学生で勤労奉仕ということで毎日電車に乗り工場に出かけていました。ある日父が同じ電車に乗り合わせ、これから警察に出頭するというのです。教会に警察が来て信者の前でごたごたされるのも困るので自分から出頭する、そういって乗換駅で別れました。それが最後に見た父の姿です」

「終戦の年の九月に、病気で亡くなったから遺体を引き取りに来いと病院から連絡がありました。全身にひどい傷があって特高警察の拷問を受けたのだと思いました」

当時、戦争遂行政策に反対すると目された人々は治安維持法で徹底的に弾圧された。社会主義者、労働運動活動家にとどまらず平和主義者、ジャーナリスト、宗教家、信者にまでおよんだ。小出さんのお父さんのようなキリスト者が逮捕、拘留され拷問を受け殺される。そのときすでに戦争は終わっていた。国家による肉親の受けた許しがたい理不尽を小出さんは淡々と語った。

わたしたちは語られた戦争体験を今を生きる世代の責任として語り継がなければならない。しかし、自らの体験として語られる戦争体験を直接聞く機会は、あと数年の猶予しかないことも心にとめておこう。

語り継ぐこと　続

前回往診から二週間経って小出さん夫妻の往診にでかけた。診察のあと話題は自然この前の続きとなった。小出さんの奥さんが話し始めた。

「父（義父）のことがウィキペディアに載っていると兄から連絡があって読んでみました。父のことについて母（義母）は戦後あまり語ることがなかったので、私たちも知らなかったことが一杯ありました」

「でも、母の語ったことのいくつかは思い出します。遺体が返されたとき着せられていたのは他人の服だった。父が着ていた服はとても見せられなかったのでしょう」

「戦後GHQが家にやってきて父の件を調査すると言うのです。そのとき母は『罪びとを作りたくないから』と協力を断りました」

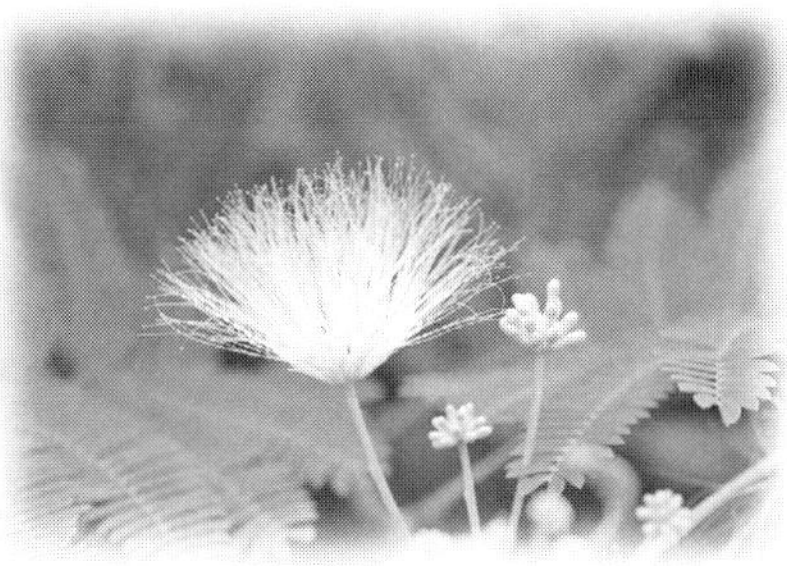

ねむのき

そのときお母さんの胸に去来したものが、どんな感情であったか、それは知るべくもない。しかし、夫を失った悲しみと怒り、哀切の思いを心に秘め、「罪びとを作りたくないから」

ＧＨＱという絶対権力者を前にそう言い切ったキリスト者の矜持《きょうじ》をわたしたちは知る。

●パーキンソン病患者さんの卓球大会

昨日、八尾クリニックの健康増進室で、パーキンソン病患者さんたちの卓球大会が開かれました。初めての取り組みですが、企画、宣伝ビラの作成すべて患者さんとご家族が担当し、当日の参加者は患者さん、家族を含め一二人、サポーターとして職員、組合員さんが加わり総勢二〇人以上。指導するのも患者さん。にぎやかで楽しい集いとなりました。

「卓球台の前に一人で立てないわ。車いすがないと」

そう言っていた患者さんも、手の震えが強く普段、箸も使えない患者さんも、ひとたび卓球台の前に立ちラケットを握ると、あら不思議、ひとりで立ち、飛んできたボールが打てるのです。うまくいけばラリーもできます。

娘時代に使っていたというラケットを押し入れから探して、持ってきた患者さんも五〇年ぶりのラリーを楽しんでいました。日ごろのパーフォーマンスが一段階も二段階も上がったのです。二時間みっちり汗をかき、皆さん満足されていました。

卓球がパーキンソン病の障害から患者さんを「解放」したひとときでした。

なぜこんなことが起こるのか私にはよくわかりませんが、パーキンソン病の障害の一つに随意的な運動を行う際の運動開始困難があります。筋肉の協調的な運動の障害のために意図した動作がスムーズにできないのです。そんな患者さんに一定のリズミカルな刺激が加わると、それが視覚の刺激であれ音の刺激であれ、意図した動作が可能になる場面をしばしば経験します。卓球の場合を考えると、目前にボールがやってくると「反射的に」ラケットを出し、ボールが帰ってくるとまたラケットが出せる。リズミカルな刺激が反復動作の継続に役立っているように見えます。

運動ができたという患者さんの達成感は、私たちの想像以上のものがあると思います。

今まで、組合員さんの健康増進、健康づくりの企画にはいろいろ取り組んできました。また障害を持つ人のリハビリテーションにも取り組んできました。しかしこれからはパーキンソン病をはじめ神経筋難病などにより今後障害が重くなることが予測される患者さんの健康増進、健康づくりにスポーツの場を提供し、スポーツの可能性をともに考えていくことが大切だと思います。なによりも患者さん自身が楽しめるから。楽しんでいる患者さんをご家族と一緒に見守れるから。

●微かな兆候を見逃さない介護者の眼を信頼すること

在宅患者賢治さんは筋萎縮性側索硬化症を発病して一〇年になる。八年ほど前から往診を開始している。私たちの在宅患者さんの中でも古参、長いお付き合いだ。気管切開人工呼吸器を装着して六年目。主介護者は奥さんで、私たち医療従事者から見てもほぼ完ぺきといってよい介護をされる。おむつ交換、体位変換、清拭などの身体介護、血圧、経皮酸素濃度測定（パルスオキシメーター略してパルスという）、脈拍、体温などバイタルサインのチェックをはじめ喀痰吸引、経腸栄養の注入などの医療的ケアなど多岐にわたる。とりわけコミュニケーションが一番の問題で、賢治さんが自分の意志で動かせる運動（随意運動）は、眼球運動と瞼の開閉眼と歯ぎしり（顎関節の開閉）だけだ。われわれが診療現場で患者さんに最初に問いかける「どうされましたか」の答えを「主訴」というが、話せない、書けない賢治さんの意思の表出を可能にする手段は限られている。

現在賢治さんのコミュニケーションは三つである。賢治さんの眼球運動で言いたいことを察知する。これだけで日常会話の七〇％は可能と奥さんは言われる（各自やってみてください）。少し込み入ったことは透明文字盤を使用する。顔面筋の筋電位をインターフェイスに使った意思伝達装置は、もっぱら友人へのメール用だ。

先日、奥さんからクリニックに電話があった。入浴後の経皮酸素濃度が上がらない。九〇％から九二％なので酸素を二リットルにしましたとのこと。この患者の経皮酸素濃度は普段九七％以上なので確かに低い。往診中だった。他患者の往診を終え賢治さん宅に急いだ。奥さんに話を聞いた。「訪問入浴が終わってベッドに移したとき賢治さんがしんどそうに見えたのでパルスで測ったら低かったのです。痰を吸引してもカフアシスト（喀痰吸引装置）もかけましたが、ほとんど引けませんでした」

ベッドサイドで賢治さんを診察した。意識清明、胸が苦しい？　どこか痛みます？　いろいろ聞いてみたがはっきりしない。血圧、体温正常、脈拍一一〇／分、経皮酸素濃度九八％、胸部聴診異常なし、心電図異常なし、軽度の頻脈以外バイタルサインに異常はない。もう一度自覚症状を知るために透明文字盤を賢治さんの眼前に掲げた。一字一字なぞっていく。「気管カニューレを変えて」そう読み取れた。直ちに気管カニューレを交換した。しかし賢治さんの「しんどさ」は解消しないようだ。奥さんのとらえた賢治さんのしんどさの原因はわからない。

バイタルサインに頼れば、軽度の頻脈以外特に異常がない場合、「今晩はこのまま様子を見ましょう」という選択肢もあり得る。通常の診療場面であれば多くの医師はそうするであろう。しかし、なぜかためらいがあった。「至急の血液検査をしましょう」そう言って看護師に採血を指示し次の往診先へ急いだ。クリニックへ戻った看護師から血液検査結果の報告が入った。白血球一四五〇〇（正常の倍）ＣＲＰ〇・二です。細菌感染症おそらく呼吸器感染症の初期だろう。すぐに抗生剤点滴を開始した。四日後白血球は正常化し、賢治さんは穏やかな表情をみせていた。事なきを得た。「入院せんでよかったね」そう言うと賢治さんはまばたきで相槌を打った。私のためらいの原因は主介護者である奥さんの、「どこか違う」といった徴候に気づく観察眼への信頼だった。チーム医療の最強のパートナーは、実は主介護者であることを忘れてはならない。

●わたしの山歩き

小学校六年に叔父に連れてもらった富士登山（富士宮口三合目より）をかわきりにいくつかの山に登ってきた。富士登山は山頂で頭が痛かったことと、頂上小屋で出された生煮えの芯のあるご飯がまずかったこと、草鞋を履いて須走を走り下りたことぐらいしか思い出せない。山登りと言っても専門的なトレーニングを受けたわけではなく小学校時代のボーイスカウトの経験しかないから、ロープワークを必要としない一般登山道のある山に限る。冬山は行かない。ただし中学生のとき友人と一度だけ冬に比良山武奈ケ岳西南嶺を登ったことがある。何も知らずにスキー靴のまま登ったものだから転びまくりながら苦労して山頂に立った光景は忘れられない。真っ白な山肌の先に琵琶湖の湖面がひかり、その向こうに伊吹山の山影が望めた。

中学二年のとき、友人の姉の担任が登山の経験者で、私と友人を北アルプスに連れてくれた。装備と言えば兄の持っていた帆布のリュックサックにキャラバンシューズ。飯盒に米、野菜など詰めて二〇キロほどの重さは中学生の体にはつらかった。上高地を早朝出発し、明神、徳沢、横尾小屋を過ぎ涸沢で幕営（テントで寝ること）の予定が、ばててしまって涸沢の手前の河原でテントの設営をした。幕営の準備と飯盒炊さんはボーイスカウトで叩き込まれていたのが役立った。翌日は北穂高岳に登頂し小屋で寝た。耳を澄ますとゴーという音が聞こえたので「あれはなんですか」と小屋番に聞くと、「あれは滝谷の落石です。滝谷は

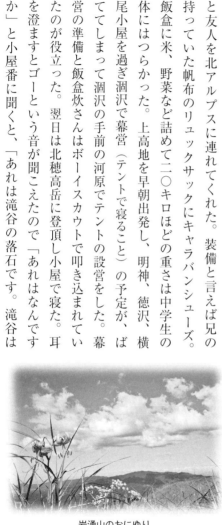

岩湧山のおにゆり

鳥も通わぬと言われる岩壁です」そのとき私は当時朝日新聞に連載されていた井上靖の小説『氷壁』にナイロンザイル切断によって墜死した現場が滝谷と書いてあったことを思い出していた。見たこともない夜の滝谷の岩場を岩が落ちていく音を聞きながら、ザイルが切れて人が墜落していく、その恐ろしい連想によってまんじりともせず夜を過ごしたことを覚えている。

中学高校時代には六甲山によく登った。山頂へのルートがたくさんあるので飽きることはない。大学入学記念に友人と八ケ岳に登ってからは、近隣の山を除き高山への登山はずっと中断していた。もっぱら経済的な理由で行きたくても行けなかった。装備もそろえていなかった。再開したのは三〇代も半ばになって就職してからだ。少しずつ装備をそろえていった。テント山行に最低必要なもの（ザック、登山靴、テント、シュラフ、コッフェル、バーナー、アウター、雨具など）。と言っても年に一、二回の山行だから登った山の数は知れている。それでもこの年になってみるとそれなりの数になっていることに驚く。近隣の山は省くが、南から数えてみる。

屋久島宮之浦岳、九州、四国なし、中国では大山、近畿は弥山、比良山、伊吹山、霊仙岳、北陸では白山、荒島岳、中部地方は黒部五郎岳、雲ノ平、祖父岳、鷲羽岳、三俣蓮華岳、双六岳、立山、剣岳、北岳、間ノ岳、仙丈ヶ岳、甲斐駒ヶ岳、木曽駒ヶ岳、宝剣岳、三ノ沢岳、槍ヶ岳、北穂高岳、涸沢岳、奥穂高岳、烏帽子岳、八ケ岳（赤岳、天狗岳）富士山。これより北はなし。

山行ではないが走破記録として鯖街道（小浜～京都）、熊野古道（小辺路、高野山～熊野神社）がある。約半分が単独行だ。急に休みが取れて思いたってという理由だが、年を取ると体力が落ち、とりわけバランス能力が低下する。転倒・転落の危険が増す。山で死にたくはない。そんなことで最後の単独行は剣岳。定年を迎えた六〇歳のときだった。

●私の山歩き　その二

還暦、定年を迎えての剣岳登山について書く。剣岳は標高二九九九メートルと三〇〇〇メートル峰にわずかに満たないがその峻嶮さにおいて有名であり、一般登山道としてはAクラスの山である。JR富山駅から乗り継ぎ、立山の室堂バスターミナルでバスを降りる。立山の峰々を正面に眺め、温泉の噴気が立ち昇る雷鳥平を通り別山乗越まで上がると剣岳の雄姿が眼前に現れる。剣沢をどんどん下り雪渓を横切り山小屋剣山荘に到着する。本日の宿泊地だ。ここまでが一日行程。

早朝六時多くの宿泊客とともに出発する。登山道を一時間ほどよじ登り息も上がったころ一服剣に到着する。眼前には前剣、剣岳山頂がそそり立つ。「登れるやろか」いささか不安な気分になる。それからは岩稜帯、鎖場の連続。鎖を握り、足がすくまないように前方と足元は見るが下は見ない。前剣を超え、コースの核心「カニの縦這い」で登る順番待ちをする。二、三〇メートルはある岩壁だ。要所に梯子、ボルトが打ち込まれているので上を見ながら三点確保の基本を守り、次にどこを持つか、どこに足を乗せるかを確認しつつ登ればよい。しかしロープで確保していないのでスリップして落下すれば命に係わる。先に登っている人が落下してきても同様だ。順番が回ってきたので登り始める。次にどこを持つか、足を乗せるか考えながら、動かすのは左右の手足の一つだけ。残りの手足は動かさない。これを三点確保と言い、岩場の昇降の基本だ。このことを確認しつつ登りだした。

すぐ上を登る登山者に気づいた。手足が極端に短い。四肢短縮の障害を持ち身長は一二〇センチくらい。おそらく骨軟骨異栄養症の方であろう。登れるだろうか、成人用に作ってある梯子やボルトが握れるだろうか、手や足が届くだろうか、落ちないだろうか、そんな不安がよぎった。しかし私の不安をよそに彼女はスイスイと登り切った。杞憂だった。剣に来るくらいだから経験者に違いないが、基本に忠実なその身のこなしは何のためらいもないかのように鮮やかだった。

「すごいなあ」

思わず口から出た。頂上に登りついた。

何事もなかったかのように頂上の祠の傍らに腰掛け、仲間とくつろぐ彼女の笑顔を見た。

●ひびたまごの話

泉南作業所に通う知的障害を持つヒトシ君は陶芸班に所属し、毎日粘土を捏ねている。ヒトシ君の作品は「ひびたまご」といって、卵大の粘土の表面に無数のひびが入っている。さながら鱗のように見える。それに目と口の穴を掘ると実にユーモラスな顔になる。じっと見ていると楽しくなる。造形作品としてひびたまごは極めてユニークなもので、アメリカの作品展にも出品されたという。作品として販売もされている。

これはヒトシ君にしか作れない。ヒトシ君が粘土を手に取って手の平で捏ねる。球体ができるが何回も何回も繰り

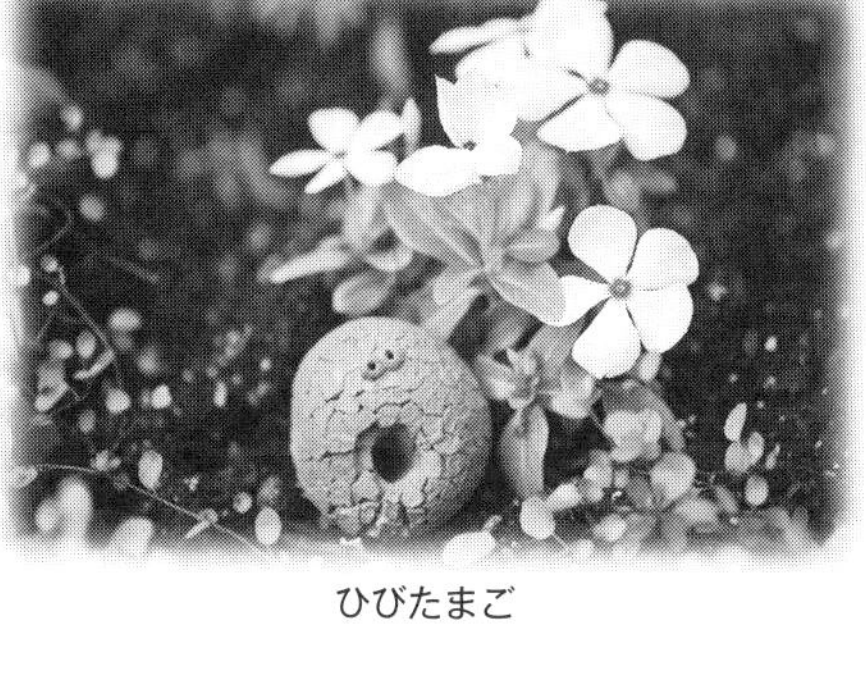

ひびたまご

返して捏ねる。ヒトシ君が納得いくまで捏ねるから随分時間がかかる。完成したときは表面はつるつるである。それに目と口をくりぬき、素焼きすると表面がウロコのようにひび割れた茶色のひびたまごができる。職員が同じように粘土を捏ねて素焼きしてもひびは入らない。ひびたまごができない。不思議なことだ。

ヒトシ君の手が冷たいからなどといってまねをしても再現できない。なぜできるのかはヒトシ君にもわからず説明もできない。しかしひびたまごは自分にしかできないことをヒトシ君は知っている。それがヒトシ君の励みになっている。そんなことで今日もヒトシ君は黙々と手の平で粘土を丸めひびたまごを作っている。

障害を持つ人が自ら求めるもの（それは生きがいと言ってもよい）を見つける手助けを、この作業所の職員は確かにしている。

●いい日旅立ち

和子さんは面倒見が良いことで近所でも評判だった。ハイキングに行ったときでも「あんた、体小さいから重いやろ。わたしが持ってあげるわ」といって私のザックをかついでくれたの。そういうのは隣の奥さん。私の患者だ。花作りが好きで、よく花の球根や苗を分けてくれた。そういうのも近所の患者さん。明るくておしゃべりで行動的で和子さんのまわりにはいつも人の輪があった。

その和子さんが病を得た。末期がんだった。大阪市内の病院から往診の依頼を受けた。定期的に抗がん剤の点滴治療を継続しているからその間の内科的管理をお願いするという併診の依頼だ。家を訪ねた。元気だから往診は月一回でいいですよと和子さんは応接間に招き入れそういった。確かに想像よりも元気だった。抗がん剤が効いているのだろう。

二カ月後、病院主治医から診療情報提供書が届いた。抗がん剤の効果が限界に達し病状が悪化している。今後は在宅中心の緩和医療をお願いしますという内容であった。同封されていた検査結果には白血球数四〇〇と記されている。正常の一／一〇以下だ。免疫能が極端に低下している。これでは感染が必発だ。電動ギャッジベッドを入れ、トイレまでの移動は自力で何とか出来ていた。ベッドに寝る和子さんはよくしゃべった。

「ご近所と一緒にカサブランカの球根を植えて、私の家は赤い花、お向かいは白い花、隣は黄色い花、この辺りを花の街角にしたいの。夏には咲くわ」

そのときまでは生きていたい、そんな想いが伝わってきた。

「花は咲く、を吹きますね」

そう言って私はポケットのオカリナをつかんで「花は咲く」を演奏した。

和子さんはじっと目を閉じて聞いていた。

これからは毎日往診に来ます。そういった翌日に家族から電話が入った。体が震えて寒いと言ってます。熱が上がっています。緊急に往診した。和子さんはもうろうとしている。悪寒戦慄、体を震わせ三九度の高熱だ。一三〇／分の頻脈で収縮期血圧は八〇以下と低下している。経皮酸素濃度も九〇％前後と低い。至急検査の結果は白血球数二〇〇〇〇、炎症反応ＣＲＰ二〇以上を示している。敗血症だ。敗血症性ショックだ。直ちに輸液、抗生剤点滴、ステロイド点滴、クリニックより酸素ボンベを運び在宅酸素療法を開始した。和子さんとご家族に病状説明をし、入院か在宅医療の継続か希望を聞いた。朦朧状態ではあったが和子さんはこのまま家にいたいと言った。在宅での治療をつづけることにした。翌日、アルブミン、免疫グロブリン製剤を点滴する。数日後、解熱しバイタルサインが安定してきた。敗血症によるショック状態を脱したのだ。和子さんの呼吸も表情も穏やかになった。

翌日の往診。「和子さん、熱が下がってよかったね」笑顔で語りかけた。

和子さんは微かにうなづき、笑みを浮かべながら、「私は死ぬのですか」と言った。

私は和子さんの手に手を重ねながら、黙って和子さんの眼を見つめていた。

すこし間をおいて私は、

「いのちは天命ですからね」

和子さんは静かに目を閉じた。

「オカリナを吹きましょうか。和子さんの好きな歌」

「お母さんの好きな歌はいい日旅立ちですよ」

娘さんが口添えした。

「それはできない。稽古してきます」

そう言って家を辞した。

小康状態が一週間近く続いた。その間、往診の終わりに一曲ずつオカリナを吹いた。「いい日旅立ち」、「見上げてごらん夜の星を」、「いつも何度でも」、そしてカタローニャ民謡「鳥の歌」これが和子さんに聞いてもらった最後の曲になった。

翌日、ふたたび高熱が出た。頻脈、血圧低下、末梢循環不全、経皮酸素濃度低下。敗血症性ショック再発だ。手は尽くしたが及ばなかった。数日後、和子さんは八一歳の生涯を閉じた。

ご家族に見守られた安らかな臨終だった。

「和子さん、ご家族に見守られ、いい日旅立ちだったね」

●そこにアニキが寝てたんや

脳卒中と肝臓がんの在宅患者洋一さんの在宅看取りをした。

主介護者の弟さんのほかに家族はなくふたり暮らしだった。

二年半前より定期的に往診していた。患者のベッドのある暗い居室には額装された関西棋院五段の認定証が架けてある。

突然の出血。胃ろうボタン周囲からの出血。胃からの出血ではない。エコーで高エコーの腹水を確認し、腹腔穿刺した。血性腹水。肝がん破裂だ。血圧六〇、ショック状態。在宅看取りを希望されたのでこのまま診ることにする。予後は厳しい。止血剤の点滴を施行し血圧は徐々に上昇。出血も減少した。一旦出血は止まったかもしれない。それ以後呼名に返事はなく傾眠状態が続いた。弟さんに予後はきびしいと病状説明をした。翌日夕刻、訪問看護師より連絡が入った。この二年半の間、患者の看護だけでなく、介護者と患者の間のさまざまな諍い、心理的ストレスを受け止めながら深夜でも患者宅に走り、ふたりの気持ちに寄り添い在宅医療を支えてきた訪問看護師さんだ。

「下顎呼吸で徐々に血圧低下がみられます」

すぐ行きます、と返事を返したが、渋滞に巻き込まれて家まで一時間近くかかってしまった。

訪問看護師とともに弟さんに臨終を告げた。穏やかな死に顔だった。

亡くなってから六日後、クリニックの看護師とともにお花を持参してお家に伺った。弟さんは穏やかな表情で迎えてくれた。仏前の写真と位牌に手を合わせお悔やみを述べた。

突然、弟さんは涙目になって、ベッドを指さし

「そこにアニキが寝てたんや。買い物に行って帰ってきたらすぐベッドのアニキを見て声をかけて吸引器で痰を吸引して、毎日そうしてたんや。そこにアニキが寝てたんや」

こらえきれず涙が頬を伝った。棋士の道を捨て二〇年間兄の介護に専念してきた弟さんの初めて見せる涙だった。

●ザビエル教会の讃美歌

一二月二四日、大学浪人二年目、二〇歳の私はひとり夕闇迫る京都の町を歩いていた。クリスマスイブということで河原町通りにもクリスマスソングが流れ、行き交う人々の表

情も心なしか楽しげに見えた。なんの根拠もなかったけれど自分の身にもなにか楽しいことが起こるような予感がする、そんな街の雰囲気だった。遠くから「讃美歌」が聞こえてきた。近づくと教会だった。クリスマスミサの最中だろうか、信者たちの合唱が聞こえる。信者でもない若者がそんなところに勝手に入っていいものだろうか。逡巡したが、いつの間にか教会の木の椅子に座って讃美歌を聞いていた。どんな讃美歌だったかとかどんなメロディだったかはすべて忘れてしまった。イブにもクリスマスにも自分の身には浮き浮きするような楽しいことは何も起こらなかったがイブになると思い出すエピソードだ。

昨日二三日、生協病院で橘田亜由美先生、大江のぞみさんたちとクリスマスコンサートをした。特養の入所者さんと、回復期リハビリテーション病棟の患者さんがお客さんだ。電子ピアノ、ヴィオラ、オカリナの演奏と橘田先生のボーカル。クリスマスソング、バッハの曲などいくつかのレパートリーのあと、アンコールの「故郷」合唱では涙ぐむ入所者さんもいた。

私はそのあと往診先で讃美歌を数曲オカリナで聞いてもらった。もう声の出なくなった患者さんは静かに目をつぶって聞いていた。

「妻は高校はミッションスクールでした。ずいぶん昔のことですが」

脇にいたご主人の話だ。

●今年の年末出張コンサート

一二月二九日、毎年恒例になっている在宅患者さん宅での年末出張コンサートだ。八尾在住の神経難病の患者さんとご家族が私たちを待ってくれている。

最初のお家にはあんず薬局の薬剤師の入江さんと訪れた。入江さんはアマチュアの弦楽合奏団に所属しバイオリンを弾く。レスピレーターを付けた患者さんと主介護者のご主人、ケアマネさん、訪問看護師さんもいる。私はオカリナで賛美歌を演奏した。先日のクリスマスコンサートと同じ演目だがそうそう新しいネタは習得できない。入江さんは「アイルランドではバイオリンをフィドルと呼びます」そう言ってアイルランドの民族音楽の舞曲を二曲演奏した。軽やかで楽しげなメロディがその場を和やかにした。みんなも笑顔。

最後にカタロニア民謡「鳥の歌」をオカリナで演奏した。

フランコ政権の圧政を憎み国を離れた世界的なチェリスト、パブロ・カザルスが故郷への想いと世界の平和を祈って演奏会の最後にアンコールピースとして演奏した曲だ。

二軒目はメンバーが変わりボーカルを担当する生協病院院長の橋田先生と電子ピアノで

伴奏の広沢大介君と私。リクライニング車いすに座った神経難病の患者さんとご両親。お母さんの友人、ケアマネさん、訪問言語療法士さんと私たち。演目は、冬にちなんだ日本の唱歌、橘田先生のイタリア歌曲「カロミオベン」、私のオカリナ、アメージング・グレースの合唱、終わってからお家の方が準備してくれたサンドイッチやお菓子をみんなでいただいた。

三軒目はレスピレーター装着の神経難病患者さん宅。ご主人とお義母さん、お孫さんたち、ケアマネさん、訪問看護師さん、訪問作業療法士さん。私たちが入ると狭い部屋がぎっしりだ。私たちの演奏を聴いてくれた。一緒に歌った。和やかさがあふれる。終わってからみんなで梅昆布茶を飲んで、付いていた「おみくじ」を引いた。吉だ、大吉だと大騒ぎだ。

来年もよろしくねと家を辞した。

ここで広沢大介君のことを書いておこう。彼は発達障害を持つ。幾多のハンディキャップを抱えながら幼少からピアノを習い、ついでバイオリンを学び長年の修練をへてバイオリニストとして自立する。暗譜の能力はずば抜けている。彼を支える有志の後援会もでき、定期的にコンサートも行ってきた。障害者作業所の職員として働きながら多忙な日を送っているさなかジストニアを発症し、バイオリンの演奏ができなくなった。職場も続けられなくなった。この病気はピアニストや弦楽器奏者にみられるいわば職業病で、手指を酷使することが要因と言われるが、正確な原因はわからず治療法も確立していない。主治医の橘田先生と、この病気に詳しい大学病院の専門医が治療に当たっている。現在リハビリテーション訓練の一環として生協病院と楠根診療所のデイケア（通所リハ）を週二回定期的に訪問し、利用者さん相手にキーボードを演奏している。キーボードならなんとか弾けるまでに回復してきたのだ。自分の伴奏で利用者さんが一緒に歌ってくれることが、喜んでくれることが何よりうれしいと彼は語る。失意の底から希望が見えてきたということだろう。

「大介君の一番好きな曲はなんですか」彼に聞いてみた。

「それは『見上げてごらん夜の星を』です。これは定時制高校生を励ます曲です。私も昔、定時制高校にかよっていたのです。それでアンコールピースにこの曲を演奏するのです」

彼はそう語った。

カザルスと広沢大介君は同じ音楽家として聴衆に最も届けたいメッセージをアンコールピースの曲に込めたに違いない。それは平和への願いであり、日々の生活の中でさまざまな困難を抱える人たちへ送る自らを含めた希望と絆のメッセージであろう。

●もののあわれ

訪問看護師のめいこから電話があった。私の往診患者ＡＬＳ（筋萎縮性側索硬化症）で寝たきりの栄一さん宅に訪問したときのこと。寝返りも打てない栄一さんのベッドの上に座り、耳をきれいにしてあげようと患者に身を寄せ耳かきを使っていたら、

「看護婦さんはあぶない仕事やな。わしは年とってこんな病気で自分の意思では動けん身体になってしもうたけど……」

栄一さんがそう言ったとき、不意に以前私から聞いた話を思い出したという。

それはこんな話だ。リハビリテーションに従事する職員の交流会で北九州の理学療法士から聞いたのだが、彼女が訪問リハに出かけるのは炭住と言われる閉山した炭鉱にある住宅で、年老いた元炭鉱労働者が生活している地域だ。その多くは単身者で貧困だけでなくさまざまな身体障害を持ち、機能の維持にはリハビリ訓練が欠かせない。彼女の訪問を心待ちにしている。訓練を終わっても手を離さない患者もいるという。

「そんなとき、どうするの」と聞いてみた。彼女は、

「手を握っていてもいいのよ。わたしでよかったら。そう言うの」

「えらいなあ。あなたは」

そう言って私は胸がいっぱいになった。

電話口でわたしはめいこに言った。

「そのときめいこが感じた気持ちを『もののあわれ』というんや」

気力も体力も尽きた人生の最終盤になって癒しを求める男の寂寥感を言いたかったのだ。

●最後の家族写真

肝臓がん末期の在宅患者智明さんが亡くなった。あさ六時に連絡を受けて看護師とクリニックで落ちあい患者宅に急いだ。奥さんと、こども、奥さんのご両親に臨終を告げた。穏やかな死に顔だった。頭の横には智明さんに見えるようにと奥さん、子どもさんと一緒の家族写真の額が置いてあった。退院から一〇日目だった。

退院日に往診した。ベッドが置いてある部屋は狭く、置いてある小さなテレビも体力が落ちてもう起き上がれなくなった智明さんからは見えにくい。

「せっかく帰ってきたのやから、大きいテレビに変えましょうね。これからはお父さんのベッドのある部屋で毎日一家団欒できるように部屋も広いほうがいいね」

「幸い今のところ痛みも少ないので、体力をつけるために高カロリー輸液のポート挿入を病院に依頼しましょう」

初日にはそんなことを奥さんに話した。数日間の再入院で退院し往診を再開した。点滴で少し体力を回復した智明さんを中心に奥さんと子どもが両側に座って記念写真を撮った。早速写真を大きくプリントし額に入れて翌日持参した。智明さんも奥さんもことのほか喜んでくれた。しかし、

「これが自分の顔か……」

変わり果てた自分の顔に智明さんはそう言って絶句した。

奥さんは家族で遊びに行ったときの写真を持ってきて楽しかった思い出を語ってくれた。子どもがだんだん大きくなっていく写真の数々。

嘔気があった。がん末期で消化管の閉塞があり物が食べられない。無理に食べると吐いてしまうのだ。昨日も食べたスパゲッティーミートソースを吐いたという。

「食べたいなと思ったら食べてね。吐いてもよいから」

そう言って、吐き気止めの座薬を処方した。

訪問看護師が言ったようだがオカリナを聞きたいとのことで翌日の往診はオカリナで

「花は咲く」を演奏した。智明さんの療養生活と奥さん、子どもさんとの団らんに花が咲きますようにと心を込めて演奏した。

痛みが出てきたので麻薬の坐剤を処方した。

翌日の往診ではすでに酸素飽和度が測定不能となり傾眠状態だった。末梢循環不全と呼吸不全が始まっている。もう余命幾ばくもない。在宅酸素療法とステロイド点滴を開始した。亡くなる前日の往診では、全身の倦怠感はあったが、痛みと嘔気はコントロールできていた。オカリナで「北の国から」を吹いた。智明さんは胸の上で手を組み目をつぶって静かに聞いていた。ドラマの話題に花が咲いた。帰り際、「また来るね」というと智明さんはしっかりとうなづいた。

臨終を告げたあと、奥さんは泣きはらした目で語った。

「家で看取れてよかった。夫も家に帰りたいと言ってましたから。入院中は否定的な悲観的なことばかり言われてきましたから」

がんが再発して入院したが、抗がん剤も効かなくなってもう使える薬がないと言われた事情をさしているのだろう。

「ほんの数えるほどの日々ではあったけれど、まだできることといろいろ教えてもらって前向きになれた。帰ってきて本当に良かったと思います」

病院でできなかったことを家でできるようにさまざまな形で患者、家族に提案し実現する。それが最期の日々を家で過ごす在宅看取りの意義ではないだろうか。

●先生も見たら？

平昌冬季五輪が終わった。仕事の関係でリアルタイムで見ることはなく、夜のダイジェスト版で見たのだが、それぞれ感動的な場面を見ることができて面白かった。月並みなようだが、国家の、民族の、政治の対立を超えて共感しあえる人間性が確かに存在することが実感できた。スポーツの世界で当たり前にできていることが、殺戮《さつりく》が繰り返され、無辜の民が空爆の犠牲になっているといった今の世界の現実に、なぜ結びついていかないのだろう。

昼の時間に見た唯一の実況放送が実は羽生選手の金メダルだった。

いつものように午前診察が長引いてすでに二時前になっていた。もう数人、あと少しのがんばりだ。そう思いながらマイクで患者の名前を呼んだ。入ってこない。もう一回呼んだが入ってこない。待合室がざわめいている。わーという歓声とあーという嘆息が聞こえる。しびれを切らしてドアを開けてみた。なんと、患者さんと看護師たちがいっせいに待合室のテレビを見つめているではないか。「先生も見たら?」と言われて、「どれどれ」と待合室に出て患者や看護師と一緒に見てしまった。興奮冷めやらぬ状態で診察を再開したが、診察の中身は患者も私も覚えていない。

●「あとに続かんでいい」

こわもてと言ってよいだろう。寡黙でがんこな源次さんは、五年前胃がんで胃の摘出術を受けて以来病院に行かなくなった。長年連れ添った奥さんを亡くしてからは自室にこもりがちで、食事もほとんどとらなくなった。やせが目立ってきて心配する家族の勧めにも応じず受診することはなかった。見かねた家族が地域包括センターに連絡、当院へ往診の依頼が来た。

初回往診では、患者さん、ご家族との初顔合わせだから、できるだけリラックスした雰囲気で問診ができるように心がける。しかし、問いかけにも源次さんはじろっとこちらを見て、表情も変えずに「ああ」とか、腹部を指さし「ここ」とか最低限の返答をする。確かに医者嫌いなのだろうが、奥さんを亡くして、生きようとする気持ちが萎えているように見える。そんな自分にこの医者は何をしようとするのか、私に向けられる視線がそう語っている。

「源次さん、今日は点滴をしておきましょう。食べられない原因、おなかが張る原因を調べるために、明日私の病院に来てください。お迎えに車を回しますから」

源次さんは気が進まない様子だったが不承不承承諾した。翌日の検査の結果は末期がんだった。

つぎの往診日には源次さんは、点滴のおかげでわずかだが食べられ酒も飲めたと語った。少し打ち解けてくれたようだ。

源次さんがふとんを背に座っている脇には仏壇があり、奥さんの遺影が飾ってある。ふくよかで穏やかな表情が印象的だ。仏壇の上には飛行服姿の少年飛行兵の写真が掲げてある。

「どなたですか」源次さんに聞いてみた。

「わしの兄貴や」

「いくつでした」

「一八歳。昭和二〇年、鹿児島の鹿屋《かのや》から特攻で沖縄に出撃した。この写真は特攻隊に

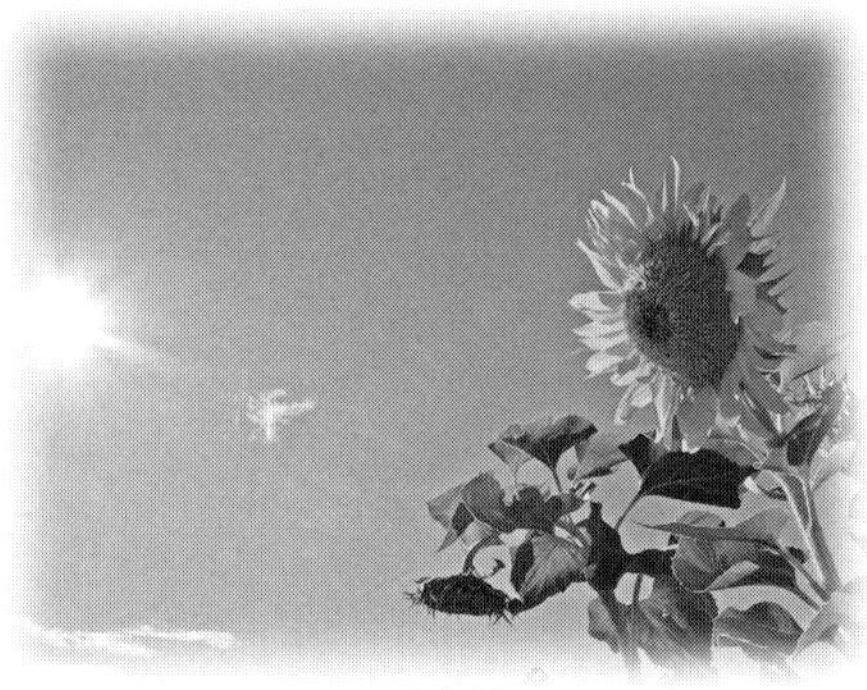
ひまわり

選抜されて飛行服姿で家に帰ってきたときに撮った。これが最後やとわかっていたんやろう。出撃の前日、両親とわしが九州の飛行場に兄貴に会いに行った。母親は兄貴とは会わんかった。切なくて会えんかったのやろ。父親とわしが兄貴に会った」

「兄ちゃん、あとに続くから」わしがそう言うと、

「自分が勝負する。あとに続かんでいい、勝負は自分たちで終わりや。そう言い残して翌日出撃し兄貴は戦死した。わしが一二のときや」

源次さんはこめかみに掌をあて、流れる涙を隠した。

へそのごま

がん末期の往診患者源次さんが食べられなくなってすでに二カ月になる。がん性腹膜炎で胃が腹水に圧迫されているせいか、食べ物を口に入れてもすぐ胸がつかえて後が続かない。嘔気もある。今は少量の日本酒とチョコレート、息子さんの買ってきてくれた食べ物に少し口を付ける程度だ。エンシュアリキッドも処方したが飲まない。

幸いがんによる痛みは麻薬の処方で良好にコントロールされている。

「源次さん、口に合うものは何でも食べてね。少しずつでいいから」そう言って、息子

さんと処方箋のやりとりをしているとき「ちょっと」と源次さんが呼ぶ。

「どうしましたか」と聞くと。おなかを出し、

「へそのごま。取ってくれんか。これや」

なるほど、へその中に七ミリくらいの黒い塊が見える。

「え？　取るんですか。とれと言われれば取りますが…」

そう言ってピンセットでほじり始めた。

「硬い」

ここまで「成長」するまでには何十年かかったのだろう。見かねた看護師が、

「代わって。私がやります」

そういって直径七ミリほどの黒いへそのゴマを造作なく取ってしまった。

「本当はね。オリーブ油で柔らかくしてから取るものなのです。看護の教科書に書いてあります」

「そんなことは習わなかったなあ」と私。

源次さんは喜んでくれた。なにか急におかしさがこみあげてきた。

通常、在宅看取りの場で交わされる会話は、痛い、むかつく、息苦しい、動悸がする、寝られない、不安でイライラするなど、主としてつらい症状の訴えや、あとどれくらい生

きられるでしょうか、もう死にたいなど心身の切実な訴えが中心である。私たちはそのような苦痛、不安に対し、迅速で適切な対応が求められる。だから身構えている。しかし「へそのごま」は予想外の変化球、超スローボールだった。きっと源次さんは終日ふとんで寝ている生活の中で、へそのごまを「発見」したのだ。人生の最後の日々を過ごす源次さんが、へそのごまという些末なことにこだわっていることがおかしかったのだ。

帰りしなに源次さんと息子さんの記念写真を撮った。へそのごまがとれた満足感からか、源次さんは穏やかに笑っていた。

しかし、ひとの人生の大部分はつまるところ些末なできごとの連続にすぎない。人生を顧みて自分なりの感慨を持って死に逝く人は少数である。であれば、わたしたち在宅看取りにかかわるものにとって大切な心得は、限られた日々を過ごす患者が些末な出来事の中にもよろこび、満足、やすらぎを感じられるように接していくことであろう。

●地震における寝たきり患者と家族の安心・安全

大阪の地震が起こってから外来でも往診でもそのことが話題になる。

「怖くて声も出ませんでした」「玄関の戸を開けて外に出ました」等など。

寝たきりの神経難病患者さんの往診先で地震の様子をうかがったあと奥さんが言った。

「こんなことが起こったら主人を優先的に入院させてくれる病院はあるのですか」

「え？」とっさのことで返事をためらった。そして、言葉を選び、

「不安をお持ちのことはよくわかります。災害時に備え行政の方で地区ごとの避難先の選定や連絡網の整備はされていると思いますが、自力で移動できない患者さんや高齢者を安全な場所に移動させる具体的な取り決めはできていないと思います。そんな方が地区のどこに何人くらいいるのかという現状の把握もどうでしょうか。入院ベッドの確保も災害による治療優先になるでしょう。行政の職員も地域のボランティアも隣人も被災者といった状況で自ら動けない在宅患者さんの救出はどうするのか、難問ですね」

奥さんは納得できない表情でうなづいた。

神経難病で人工呼吸器装着中の患者さん宅で介護者の義母さんが言っていた。

「突然ぐらっと来たので、上からものが落ちて嫁の体に当たったら大変と思ってベッドの上に覆いかぶさりました」

八〇歳をとうに超えた義母さんの身を挺したとっさの行動だ。

阪神大震災のとき私の住む岸和田も激しく揺れた。妻が「いっちゃん」と叫び小学四年生の次男のベッドに駆け寄り覆いかぶさり子どもの体を守っていた光景を思い出した。

津波等の被害からいち早く逃れるために「てんでんこ」という言葉がいわれる。ためらうことなく自らの判断で避難することが大切という昔の言い伝えだ。

自分で移動できない患者と患者を見捨てられない介護者家族にとっては、ある意味むごい言葉に聞こえる。

阪神大震災のとき寝たきり患者の高齢の奥さんが言っていた。激しく揺れる中、ベッドの夫の上に覆いかぶさり「あんた、一緒にぺちゃんこになりましょ」そう言ったと語ってくれた。究極の「寄り添い」と言っていいだろう。そんな究極の「寄り添い」はごめんだ。

災害時に自力で逃げられない寝たきり患者と究極の「寄り添い」を強いられかねない家族の安心安全に私たちは何ができるかが問われている。

●わたしにとっての緩和医療――死ぬまで生きる意欲を支える

九八歳の幸夫さんががんでなくなった。甲種合格の偉丈夫。中国戦線で受傷したお尻の銃創を見せてもらったことがある。行動的な人で自転車で毎日外出していたが、九二歳のときに危ないからと息子に自転車を取り上げられたと嘆いていた。年ごとに心臓が弱ってきていたが、外来診察の場では穏やかに笑みをたたえ、決して弱音を吐かない人だった。つい四カ月前にがんが見つかり、急速に進行し在宅看取りに移行した。黄疸が進行し、次第に意識レベルが不安定になってきた。毎日往診とした。ある日、

「おじいちゃんが『まだか』と言ってます」

娘さんからの電話に、急いで往診に行き声をかけたら微かにうなづいてくれた。が、声にはならなかった。厳しいですねと娘さんに言い置き家を辞した。三時間後娘さんより「息が止まりました」と電話が入り、家に駆けつけ臨終を告げた。眠るような死だった。

「『まだか』が最期の言葉やった。おじいちゃん、先生を待ってたんや」

これまでも在宅看取りの患者さんの往診の際、手を添えて「また来るね」と呼びかけるようにしている。患者さんは「また来てね」と応じる。徐々に体力が落ちたり意識がうつろになってくると声は出ないが、うなづいてくれる。人を待つ、来てくれる人がいるという想いは患者さんにとって明日がある、明日を生きる意欲につながると信じるからだ。

当たり前のことだが死ぬまで人間は生きる。であれば、わたしたち医療従事者は患者さんが最期を迎えるまでのその人なりの生きる意欲を支える方策を考えていくべきだろう。

それは「がんばれがんばれ」と患者を励ますことでないことは言うまでもない。

●遠くを見る目

「おじいちゃん、いのししの臭いがする」

学校から帰ってきた孫がそう言うので、嫁が雄二さんのおむつを開けてみたら大量のタール便だった。血液が胃液、腸液と混じって黒い便となる。胃など上部消化管出血の兆候だ。急いで訪問看護師と私のクリニックに主介護者の嫁が電話してきた。

私たちが高安山の山麓にある雄二さんの家に着いたのは同時だった。看護師が雄二さんに話しかけながらおむつを替え、おむつからあふれ身体についたタール便を濡れタオルで丁寧にふき取り、新しいおむつを当てたとき、またコップ一杯くらいのタール便が出てきた。最初からやり直してやっと一息ついた。幸い胃の痛みはなさそうだ。

三年前から往診している神経難病で寝たきりの雄二さんは、主介護者であった奥さんを病気で失ってから気落ちしたのか笑顔が少なくなった。代わって主介護者になった嫁の献身的な介護で徐々に穏やかな表情を取り戻しつつあった。しかし病状が進行し呼吸筋麻痺のためマスク型人工呼吸を導入した。装着時間は徐々に長くなり、このところ終日マスクを着けていた。ここ数日、血圧も七〇台で傾眠状態が続き、呼びかけにも目を開けることは少なく発語もなくなっていた。

家で看取ると決めていた息子さんご夫婦に隣室で、厳しい予後について病状説明をした。

話し終えて雄二さんのベッドサイドに行き話しかけた。雄二さんは目を開けた。田舎家の窓の外の草むらからは虫の声が。

「雄二さん、窓から虫の鳴き声が聞こえますね。秋の虫の声。元気なときおばあちゃんといっしょに聞いたん？」

雄二さんは遠くを見る目になってうなづいた。

「雄二さん、いのしし見たことある？」

雄二さんはうなづいた。「この辺は町と違うてときどき出ます」嫁が口を添えた。

「うりぼうも見たことある」と地元出身の看護師。それで孫がそう言ったんだ。

「雄二さん、祭りの太鼓は聞きましたか。若いとき、みこし担いだことある？」

「お父さんも、主人も若いとき、みこし担いでました」と嫁。

雄二さんはまた遠くを見る目になった。

「雄二さん、また明日来ますね」

雄二さんはすでに言葉を発することはできなかったが、私の眼を見て確かにうなづいた。

●当たり前の日常のすぐ先に穏やかな死がある

最近ある病院で「神経難病患者の在宅療養支援」について話す機会があった。話し終わった後、会場から「在宅看取りの際、患者さんの残した言葉で印象に残ったものを聞かせてください」という発言があった。さて困った。すぐには思い出せないのだ。強く印象に残っている言葉はないといったほうが正確かもしれない。そういえば、いまわの際に「遺言」に類する言葉を聞く機会はほとんどないと言ってよい。

つひにゆく　道とはかねて　ききしかど　きのふけふとは　思はざりしを

ご存知、在原業平《ありわらのなりひら》の歌だが、亡くなる直前にこんな感慨にふける人はまずいない。人生の機微を伝える歌として貴重ではあるが、業平のフィクションだろう。

在宅看取りの場において私の印象に残っているのは、むしろ死の直前まで当たり前の日常生活を生きてこられて、すーと眠るように亡くなった幾人かの患者さんの言葉だ。

身体の自由は利かなくても住み慣れた自分の部屋、毎日目に入る天井の木目、窓、家具、家族の声、顔、交わす会話、家族への気配り。

亡くなる前日、訪ねてきた孫に「冷蔵庫のアイスクリーム食べさせてやりや」と娘に声をかけた患者さん。「今朝畑で採れた小芋持って帰り」と嫁に包ませた患者さん。「酒は燗に限る」とうまそうに燗酒を口にした患者さん。「まだか」とわたしたちの往診を待ってくれていた患者さん。死の一〇日ほど前、パチンコが好きな患者さん。モルヒネ持続注射器を付けたまま職員とパチンコに行き、「勝った勝った」と大喜びしていた顔。

たとえ痛みを伴う末期がんの患者でも、緩和医療で疼痛コントロールが成功すれば、患者や家族にとって「当たり前の日常」が取り戻せる。

患者にとっての「当たり前の日常」をできる限り取り戻そうとすることが在宅医療の目標であり、当たり前の日常のすぐ先に穏やかな死がある、そのために患者さんが死ぬまで当たり前の日常を保障してあげたい。在宅看取りの目標を、わたしはそのように考えている。

●最高のパートナー

看護師に声をかけナースステーション横の集中治療室に賢治さんを見舞った。五、六人の重症患者が治療を受けている。心拍を刻む単調なモニター音、時々鳴る機器のアラーム音、人工呼吸器の機械音、それらが混じり合い室内は独特の喧騒に満ちていた。しかし人の声はない。人工呼吸器を装着した賢治さんのベッドサイドに立ち、声をかけた。

「賢治さん、来ましたよ」

賢治さんは薄目を開け、瞬きした。

「わかりますか」

賢治さんの頬に手を置き、顔を近づけ、そう言った。賢治さんは静かに目を閉じ、目尻から涙が溢れた。同行した看護師も賢治さんの手を握り声をかけた。

長くはいられない。「また来ますね」賢治さんにそう声をかけ、その場を辞した。

数日後、賢治さんは亡くなった。一〇年間の在宅療養の最期は病院だった。

一週間ほど前、多臓器不全の兆候が見られ、在宅での治療継続は限界となった。賢治さんとご家族に意向を聞いた。賢治さんは入院を希望された。ただならぬ自覚症状に不安がよぎったのだろうか。看護師をその場に残し、ただちにクリニックへ戻り診療情報提供書を作成し、急性期病院へ電話とファックスで受け入れを確認した。賢治さん宅に戻り救急車を呼んだ。賢治さんと奥さんが同乗した救急車のテールランプを見送りながら、病院へ送り出せた安堵の気持ちと「良くなってほしい。しかし帰ってこられるだろうか」心のどこかに不安を感じていた。

奥さんから連絡を受け、その夜自宅に訪ねた。ご遺体はいつもの部屋の床に布団を敷き安置してあった。私たちは座って手を合わせた。

「奥さん、お顔を拝見していいですか」「ええ」

ベールをはがしもう一度手を合わせた。

「穏やかな賢治さんのお顔」看護師がつぶやいた。

「亡くなる前日から意識が薄れ、苦しまずに息を引き取りました」

そして奥さんは言葉を添えた。

「主人はこの家に来て初めて床に布団を敷いて寝ました」

その言葉を聞きながら賢治さんと奥さんの八年間に及ぶ在宅人工呼吸療養生活の日々に思いを馳せた。神経難病のため言葉を失い、四肢の自由を失い、身辺処理のすべてを他人にゆだねる賢治さんの闘病生活。訪問看護、訪問介護、訪問リハ、訪問マッサージ、訪問診療、ケアマネ、担当保健師など、在宅療養支援チームの日常的な支援があるにせよ、起床から就眠まで時に深夜にわたる果てしない介護。そのルーティンワークの数々は私たちの想像を絶するものがあるだろう。奥さんは常に前向きで明るく決して泣き言を言わなかった。やるなら徹底してやるという姿勢でいろいろ工夫され、最高水準の家庭介護

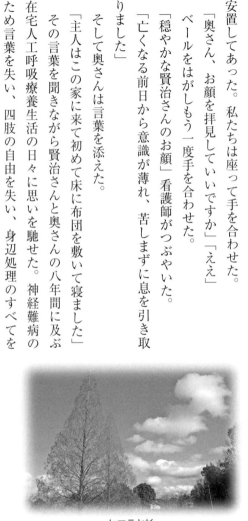

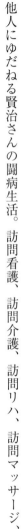

ヒマラヤ杉

技術を習得した。

賢治さんにとって奥さんは最も信頼できる最高のパートナーであったと思う。八年間の闘病生活の中でときおり見せる賢治さんの笑顔は、そのことを物語っていた。

●一本のバラ

賢治さんの訪問看護師めいこから聞いた話である。

明日が賢治さん夫婦の結婚記念日と知って賢治さんに聞いてみた。奥さんになにかプレゼントしませんか。花にしますか？　花はどんな花？　バラ？　だったら花束？　一本のバラ？

こちらの問いかけにまばたきで答える賢治さんとの「会話」の結果、結婚記念日の奥さんへの贈り物は一本のバラと決まった。翌日、花屋さんに丁寧に包装してもらったバラを持って賢治さん宅に行った。看護師が手足の自由の利かない賢治さんの手に手を添え、一本のバラを奥さんの前に差し出すのを手伝った。

「賢治さん、結婚記念日おめでとう！」

奥さんへの想いのすべてを込めた一本のバラ。賢治さんの目から涙が溢れた。

●救急搬送（主治医同乗）

往診の途中にケアマネから電話が入った。患者宅を訪問したところ、突然患者さんが黒いものを吐いて苦しがっている。脈は一二〇を超えているとのこと。多発性脳梗塞でベッド上生活の往診患者房次郎さんだ。認知症もある。急遽往診先を変更し房次郎さん宅に急いだ。玄関先からうめき声が聞こえる。ベッドに横たわる房次郎さんは苦しそうに肩呼吸を繰り返している。顔面は暗赤色だ。口からは暗赤色の吐物が流れ出している。消化管出血、おそらく胃からの出血。吐血し誤嚥、窒息したのだ。意識レベルⅡないしⅢ群、血圧測定不能、経皮酸素分圧測定不能、脈拍一二〇、吸引器も酸素もアンビューバックも何もない。

「救急搬送、すぐ電話して」往診看護師に指示した。救急車が到着するまで一〇分ほどかかったがその間、吐物をぬぐい、背中を叩く。それ以外のことは何もできなかった。自発呼吸が止まったらマウスツーマウス人工呼吸をしようと心に決めていた。救急車が到着し患者と奥さんとともに同乗した。すぐ吸引器で吐物を吸引した。

「リザーバーマスク酸素五リットル。マッキントッシュある?」「挿管ですか?」「呼吸が止まったらしします」そんなやり取りのなか救急病院に急いだ。七〇前後を指していた経皮酸素濃度はじりじりと上がり、救急病院到着時には八〇近くになった。救急担当医に申し送りをした。「なんとか間に合った」

救急室を出ようとすると救急室の看護師が奥さんに歩み寄り、

「治療上、人工呼吸が必要になって喉に管を入れたり喉に穴をあけたりすることになるかもしれませんが、それでいいですか。管が抜けないこともあるのですよ」

突然の発言に奥さんは答えに窮して私の顔を見上げた。

往診の際いつも穏やかに笑う房次郎さんの顔が浮かんだ。体こそ不自由だが奥さんと二人でつつましく生きる穏やかな生活があるのだ。がん末期の延命医療とは事情が異なる。

「救命に必要なできる限りの治療をお願いします」そういって私は救急室を出た。

二日後、奥さんに電話した。「胃潰瘍からの出血でした。人工呼吸器をつけてますが、少しずつ良くなっていると言われました」奥さんの明るい声にほっとした。退院できたら房次郎さん夫婦に会いに、また往診に行こう。

●ある晴れた秋の日の往診

神経難病患者のえいこさんに、

「爽やかな秋空ですね。えいこさんも爽やかですか」

「まあね」

パーキンソン病で寝たきりのさちこさん。診察を終え、肩に手を当て、さちこさんの手に手を添え「また来るね」、さちこさん、

「この手を置いて行って」

イレウス術後で人工肛門のゆきえさん。

「おならが出たんです、お尻から。直腸は閉じてあって便は出ません。なんでお尻からおならが出るんですか?」

「それはね。人体の神秘です」

●秋のお出かけ

人工呼吸器をつけた患者さんと「秋のお出かけ」に、しおんじやま古墳に行きました。患者さんとご家族とわたしたち在宅療養支援チーム（サービス担当者）です。一年ぶりのお出かけで五感を刺激する、まばゆい光、さわやかな風、きれいな景色、私たちの会話、ジェラードの味。患者さん、ご家族、わたしたちにも楽しい体験でした（第2部スラ

イド13、二四三頁)。

●味わい、食べることは究極の生きがい

「今日はなに食べた?」

筋萎縮性側索硬化症の在宅患者晴彦さん宅に往診に行くと最初に声をかける。

気管切開人工呼吸だから発声はできないが、口の形でおおむね理解できる。

「おでん。だいこん」そう言ってこれ以上ないような、にこやかな表情をされる。

「そうか。おでんのだいこん。寒い季節にはたまりませんね」

笑顔でうんとうなづかれる。

チーズタルトも食べたんですよと奥さんの声。

晴彦さんは重度の呼吸障害、嚥下障害のため人工呼吸、胃ろうよりの経腸栄養を実施しているが、在宅でも嚥下訓練を継続しながら少量の食品の咀嚼と嚥下は可能である。そんなご主人に奥さんは「手間がかかる」とこぼしながらも毎日献立を考え、食べやすいように工夫し食べさせている。晴彦さんにとってそれが在宅療養生活の最大の喜びであり、季節感を感じる体験となっている。最大の生きがいと言ってよい。

同じ病気を患う在宅患者賢治さんのことを話そう。人工呼吸、経腸栄養の賢治さんは重度の嚥下障害により咀嚼嚥下ができないため、少量の食品でも口内に入れるとすぐよだれとなって出ていく。それが気持ち悪いからか、長年食べること味わうことも望まなかった。

賢治さんが亡くなる二週間ほど前、意思伝達装置を使って二つのことを奥さんに伝えた。

「結婚記念日に花をあげたい。ウナギが食べたい」

急なことに驚いた奥さんは訪問看護師にそのことを話した。看護師がバラの花を用意し、賢治さんが奥さんにささげるセレモニーを手伝ったことは前に記した。

「ウナギが食べたいなんてこの病気になってから言ったことがないのに。長くないと察していたのかも。そう思うと食べさせてあげられなかったことに悔いが残ります」

二〇年以上前に担当した九〇代の患者の話だが、いよいよというときになって、ベッドサイドの家族が乾燥した患者の唇を水を浸したガーゼで拭いていたとき、突然患者が「アイスクリーム」と言った。あわてた家族がアイスクリームを買ってきてさじですくって口の中に入れてあげた。ごくんと飲み込み、そしてほどなく臨終を迎えた。大往生と言ってよい穏やかな末期であった。

「末期《まつご》のアイスクリーム」

そういって家族と目を合わせた。

最近、知人から相談を受けた。身内がパーキンソン病の末期で入院しているが、重度の嚥下障害があり経腸栄養を実施しているという。家族が何も食べられないのはかわいそうと持って行った食べ物を少しだけ患者に食べさそうとした。すると医療スタッフから、患者には一切食べさせないでくださいと厳しくしかられたという。

この病院では嚥下訓練をするスタッフがいないので誤嚥性肺炎を起こしたら管理責任を問われますからという理由のようだ。おかしな話だ。ここに見えてくるのは、「味わう、食べる」というひととしての究極の生きがい、人権に対する軽視がある。さらに絶食による咀嚼嚥下機能の低下、顎関節の可動域制限があらたな誤嚥のリスクを高めること、嚥下障害の患者にどうしたら安全に味わう、食形態を工夫した少量の嚥下食の嚥下が可能になるかという医療上の課題に対する認識の欠如である。とりわけ医師が嚥下障害に対し「知りもしないし知ろうともしない」姿勢であるかぎり、高齢の嚥下障害患者が多い病院医療は変わりようがない。

しかし言語聴覚士など嚥下障害の評価と訓練担当の専門スタッフがいなくてもできることは多くある。ここでは咀嚼と少量の嚥下に有効な訓練として「リンゴ噛み」を紹介する。

意識障害のない嚥下障害患者に、短冊形に切ったリンゴをガーゼに包み患者の口内に入れて咀嚼（歯で食品をかみ砕くこと）させる。ガーゼの端は介護者が持っていた方が安全だ。包むものは何でもよい、患者の好むものを選べばモチベーションは高まる。これは咀嚼だけでなく唾液の分泌と嚥下反射を促す。少量であっても安全に食べられる可能性が開けてくる。たとえ食べられなくても味わえる体験が患者の生きる意欲を高める。介護者の介護意欲も高まる。それを見るわたしたち医療スタッフもうれしい。

どんなに重度の疾患や障害があっても、味わい食べることは究極の生きがいであることを肝に銘じておこう。

●年末コンサート「ふるさと」の歌声

今年も恒例の年末コンサート。生協病院外来待合室、特養かわち野でのコンサートはヴィオラの大江のぞみさん、橋田亜由美先生、妹さんのラ・タックのメンバーに、廣澤大介さんと私。橋田先生のイタリア歌曲カロミオベン、伴奏は大介さん、のぞみさんはカタロニア民謡「鳥の歌」幻想曲、日本の童謡、私は「星の世」「母さんの歌」「童神」。みんなで「花は咲く」。最後は聞いていただいた方々と「ふるさと」の大合唱。

その後、八尾の神経難病在宅患者さん三人のお宅を訪問しました。

ご家族と一緒に歌った「ふるさと」の歌声は人工呼吸器を付けた患者さんのこころにもきっととどいたことでしょう。

みなさん、今年もお世話になりました。来年もよろしくお願いします。

●介護者の「孤独死」リスク

一月四日一二軒の往診を終えてクリニックに戻った。玄関先で車いすの千恵さんに出会った。重度認知症で寝たきりの在宅患者で、文化住宅二階にご主人と二人で暮らしている。どうして正月休み中のクリニックに来たのだろう。ご主人は見当たらない。車いすは介護スタッフが押している。

「どうしたの?」千恵さんと介護スタッフに声をかけた。

「ご主人が部屋で亡くなっていたんです。管理人さんが気づくまで年末から四、五日たっていると思います。うちの緊急ショートステイ受け入れてくれましたので」

この間飲まず食わずだったはずの千恵さんは意外と元気そうに見えたが、鼻を衝く尿臭が漂っている。千恵さんは何が起こったのか理解できていない、そんな表情だ。

「すぐお風呂に入れて着替えて食事を食べてもらいます」

「食事摂れなかったら呼んでください、点滴しますから」
風呂に入れ、着替えて食事も摂れた。一安心だ。しかしご主人を呼んでも答えない、飲まず食わずの数日間をどんな思いで千恵さんは過ごしたのだろうか。正月明けには長期療養先も検討しなければならない。

この事態は全くの想定外だった。介護者のご主人は高齢ではあったが持病もなく元気で、寝たきりＡＤＬ全介助の奥さんの介護に専念されていた。二四時間三六五日の通報受け入れと訪問看護、往診体制をとっている当院へ電話も掛けられない状態での急死となると脳心事故かもしれない。介護保険サービスは通所リハ、訪問介護を利用されていたが「本人がいやがるから」とサービスを断ることも多かった。日々の介護負担を考慮してショートステイを提案しても、毎日見舞いに行くのがかえって面倒と利用されなかった。それに加えて年末年始というサービスが手薄になる時期も悪かった。

それにしても、と思う。なぜご主人を救えなかったのか。痛恨の極みだ。

在宅患者さんと元気な介護者のふたり暮らしという組み合わせの場合、患者の健康状態には目を行き届かせても元気な介護者がしばしばノーマークになってしまう。介護上の大変さには心を配っても、介護者の健康状態にまで話が及ばないことがほとんどだ。

夫婦ふたり暮らしで認知症や重度の障害を持つ患者の介護を担当している配偶者は、患者が「異変」を通報できない点で事実上独居老人と変わらない「孤独死」リスクを持っていると考えるべきであろう。このような不幸を起こさないために私たちはなにができるか、今年の在宅医療のテーマとして考えていきたい。

●食べることのしあわせがみなぎっている

それは心が和む食事風景であった。クリニックから遠くないサービス付き高齢者向け住宅に患者の往診に行った。ちょうど夕食時だった。入所者が一五人と少ないせいか、トレイに一式が載せてある通常の施設と異なり、レストランのように料理が順に配膳されていく。待ちかねた入所者がおいしそうにそれを食べていく。餃子が配膳された。パンのように手で持ってちぎって食べる人もいる。一心に食べるみんなの顔を見ていた。この場には食べることの幸せがみなぎっている。

そのとき私は先日行った往診患者譲二さんのことを思い出していた。

譲二さんは元ラグビー選手で一時代を築いたレジェンドだ。脳卒中と心臓病を患い私たちが定期往診している。心不全の増悪でしばしば入退院を繰り返している。先日の往診は心不全が軽快して退院した翌日だった。

「退院できてよかったですね」

譲二さんも奥さんもにこにこ笑っている。譲二さんが話し出した。

「昨日の夕食は、からあげとラーメンと天津飯を食った。うまかった」

「退院祝いですか」

「そうや」

重量級の選手時代の食習慣が残っているのだ。

「病院食は量も少なく減塩食で味気ない。好物を腹いっぱい食べられて良かったですね。でも譲二さんは持病の心不全があるから、これからは入院しなくて済むように病院で決められた水分量と減塩をぜひ守ってくださいね」

そう私が話し終わる間もなく、家で食事を担当している長女さんがキレた。

「あんたら何考えてるのん。私が毎日苦労して病院で習った食事作ってるのに、何勝手なことしてるの。やってられへん」

その剣幕に譲二さんも奥さんもしょんぼりした。そして奥さんは小さな声でつぶやいた。

「だって、かわいそうやもん」

沈黙が流れ座が白けた。

ここには悪い人は誰もいない。食べたいものを好きなだけ食べられない悲しみが残る。

病気のもたらす不幸のひとつがここにある。
人の人生における究極の生きがいのひとつに「味わうこと、食べること」があることを、あらためて知った体験であった。

●パーキンソン病の障害対策三点セット

パーキンソン病患者を悩ませる症状の一つに「無動」がある。これはパーキンソン病の主要症状である動作緩慢、運動開始困難が強くなり遂に自己の意思では全く動けなくなる状態を指す。進行したパーキンソン病患者では、一日に何回も起こり数時間持続する。薬を服用しても容易には改善しない。特に介護者が就労していて不在になる昼間独居の患者さんは大変だ。入浴中突然無動になり、何とか湯船から出たものの洗い場で裸でへたり込んでいるところを、訪問した職員が見つけたこともある。

在宅患者史郎さんに「無動」対策を教えてもらった。無動が起こる予感がしたら、何とかベッドで端坐位になるか椅子に座って、おにぎりを二個口にする。「竹踏み」（プラスチック製、百均で売っている）を足元に置き交互に踏みつけ土踏まずを刺激する。下腿を温める（足湯が良いがストーブ、温風器でも可）。これで一五分ほどすると足が少し持ち上がるようになるので、さらに激しく竹踏みを繰り返す、というものである。

先日往診の際、史郎さんは無動になっていた。奥さんがいたので早速おにぎりを食べさせ、竹踏みを足元に置いた。このときは無動が重度で、自分で竹踏みができない。史郎さんに代わって奥さんと私で史郎さんの下腿を持ち上げ、交互に竹踏みを踏ませ土踏まずを刺激した。一〇分ほどすると史郎さんは自分で足を上げられるようになり、ドンドンと竹踏みを始めた。

五分もすると、あら不思議、史郎さんは突然立ち上がり、(無動が)「終わりました」そう言ってにっこり笑みを浮かべた。感動的な場面だった。

史郎さんの「生活の知恵」である三点セットは有力な無動対策になる可能性を秘めていると思う。他の患者さんの無動にも効果があるのか、効果があるとしたらなぜ効果があるのか、それを調べるのは私たちの仕事だ。

●究極ののぞみ

在宅患者栄一さんは筋萎縮性側索硬化症を患い、呼吸筋麻痺により人工呼吸器を装着している。レスパイト入院中の栄一さんに病棟看護師が聞いた。

「栄一さん、今一番したいことは何ですか?」

「息がしたい」

栄一さんは、そう答えた。

人工呼吸器により生存に欠かせない換気が保たれ、呼吸不全は免れていても、自分の意思で深呼吸ができるわけでない。

空を見上げ、胸いっぱい息を吸い込むことの爽快さを栄一さんは思っていたのかもしれない。

障害を身に受けるということは身体機能の低下や喪失にとどまらず、身体感覚の低下や喪失を伴う。換気という機能の代替は機械で可能ではあるが、人が持ち合わせている本来の身体感覚の代替はできない。

「息がしたい」

重い言葉だ。究極ののぞみ。

●「人生の意味」

死期が迫った在宅看取りの患者は、私たち在宅医療にかかわるものに何を話すのか、あるいは話さないのか、最近印象に残ったケースについて記す。

末期がんの達郎さんは寡黙な人だった。入院中に告知を受け在宅看取りを希望されたのだが、いわゆる「死の受容」に至る無力感の過程にあったのかもしれない。往診の際、私たちはできるかぎり明るく振舞おうとするが、ほとんど会話が続かない。「また来ますね。お大事に」そう言って手を握ってその日の往診を終える。そんな日が続いたある日、聞いてみた。

「達郎さん、お元気なときはどんな仕事をされていたのですか」

「私はメッキ会社を経営していました。何十年も前のことになります。セラミックへのメッキ、非電解メッキと言いますが、今では電子部品で当たり前の技術になっていますが、当時日本の技術ではできなかった。電解液をいろいろ工夫してもできない。ドイツの製品を使うとできる。それで単身ドイツに渡って、その会社と交渉して技術導入に成功したのです。名もない日本の中小企業相手によくぞ決断してくれたものです。社長が私の会社を見に来てくれて京都にも案内しました」

「それは達郎さんの熱意が通じたからですね」

「会社の製品もどんどん売れて業績も大いに上がりました。利益率五〇％といったときもありましたが、がんばってくれた社員に還元しました」

「こんなにしゃべったお父さんめったにないですよ。私の知らなかったことも」奥さんが口を添えた。達郎さんも奥さんも明るい表情だった。

達郎さんは人生の一番輝かしいときの思い出を私たちに語ってくれた。それは達郎さんにとって、かけがえのない「人生の意味」のひとつであっただろう。

一週間後に達郎さんは逝った。穏やかな看取りだった。

●ひとしずくの涙

筋萎縮性側索硬化症の在宅患者栄一さんは、呼吸不全の進行でマスク型人工呼吸器を装着して一年経過した。さらに呼吸不全が進行して呼吸困難感が徐々に強まってきたが、気管切開人工呼吸は受け入れないとすでに表明されていた。自分一人の思いだけで決められないさまざまな事情を勘案しての決断であった。

呼吸不全と併発した肺炎のためレスパイト入院が長引き、看取りの時期に入った。病室の栄一さんを見舞った。筋萎縮性側索硬化症の進行と併発症の肺炎のため、栄一さんは発語だけでなく、手足顔面筋の随意運動すべてができない状態であった。閉眼したままの栄一さんに声をかけた。反応はない。意識レベルの低下を考えたが、このまま立ち去ろうとは思わなかった。栄一さんとの一年半の在宅生活を思い出していた。

ベッドサイドに腰掛け栄一さんの手を取り、問わず語りに話しかけた。

「栄一さん、去年の今頃は車いすに酸素ボンベを積んで近くの公園に花見に行ったね。桜が満開でその下で栄一さんの好きなたこ焼き食べたね。みんなで写真を撮った。あれからもう一年たった」

「この間は姪御さんが見舞いに来てくれて私たちと一緒に栄一さん励ましコンサートしてくれた。病棟のデイルームに人工呼吸器付けたままベッドを押して行って聴いたね。ユニット名は『高島電器』と言ってたけど、あれ栄一さんのお店の名前なんや。栄一さんの好きなきれいなポピュラー音楽をいっぱい聴かせてくれたね」

目を閉じている栄一さんの目尻から、ひとしずくの涙が頬を伝った。聞こえていたのだ。

しゃべれなくても、手も足も眼も動かすことができなくても、気持ちが通じることがあ

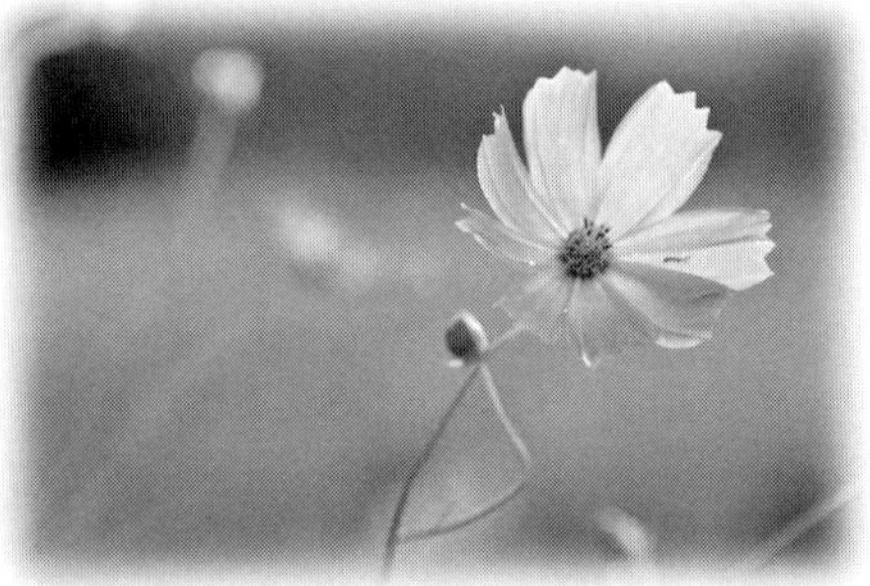
コスモス

る。ひとしずくの涙がそのことを教えてくれた。

二日後、栄一さんは逝った。

●なごみ

神経難病で長年私のクリニックに通院していた莞爾《かんじ》さんが、がんを患った。手術はできず抗がん剤治療を続けてきたが、全身転移による状態悪化のため在宅看取りを希望された。もはや食事は摂れず意識は朦朧とし、酸素吸入と一日一本の小さな点滴で命を繋ぐ。

このような状態の患者には原則毎日往診にしている。「そのとき」まで患者さん、ご家族にできる限り寄り添うことが在宅医として自分に与えられた役割と思うからだ。

ほぼ終日目をつぶってその呼吸は穏やかに時に荒くなる。一日二回訪問看護師が訪問し全身のケアを行っているが、昼夜を分かたず莞爾さんを見守り介護するご家族の心身の疲労も限界に近い。「旅に病んで　夢は枯野を……」芭蕉の句を思い出す。

ある日の往診「八尾クリニックの大井です」と莞爾さんに顔を寄せ声をかけると、「あ、目を開けた。先生のことわかってるんや」

家族の目が輝いた。

ひととおり診察を終えて、

「また明日来ますね」

莞爾さんの手を握り声をかけた。

翌日の往診。闘病する莞爾さんと看取るご家族の和みになればと思い、ベッドに臥床する莞爾さんの横でオカリナを吹くことにした。

「莞爾さんはどんな歌がお好きですか」

「主人はもっぱら演歌でしたから」

「演歌は吹けませんねえ」そう言って「埴生の宿」と「浜辺の歌」を吹いた。もとよりへたな演奏だが、莞爾さんは目を開けて聞いていた。その様子を家族がスマホで録画した。翌日の往診。ご家族は笑顔で語った。

「スマホで撮ったオカリナ聞かせると主人が目を開けるのです」

その日から毎日一曲ずつベッドサイドでオカリナを吹くことにした。

「いつも何度でも」「鳥の歌」「花が咲く」「北の国から」

あと何曲吹けるだろう、いのちを全うした、天寿と思える看取りの日まで。

●看取られるしあわせ

その日は、深夜、訪問看護師より連絡があり、在宅患者の看取りを済ませ、クリニックの休憩室で仮眠をとろうとしていた。午前四時三〇分、訪問看護師より莞爾さんが急変との連絡が入り家に急いだ。莞爾さん宅についてご家族に会釈をして部屋に入った。この間、連日連夜、莞爾さんの介護にあたってきた奥さん、娘さんたちがベッドまわりで目をはらしている。

「四時に目を覚ましたとき主人が息をしていないことに気づいたのです」

私は、呼吸音、心音停止、瞳孔散大、対光反射消失を確認し、ご家族に臨終を告げ、本当によく看取られました。心からご冥福をお祈りしますと言葉を継いだ。

ご家族の嘆きの声を聞きながら、私はカルテを書いていた。

もう一昨日になったが、あの日の往診で聞いてもらったオカリナが最期の曲になった。「見上げてごらん夜の星を」だった。そんなことを思い出していた。

そのとき、訪問看護師が声をかけた。

「お身体を拭きましょう。お湯を持ってきてください」

娘さんがポリバケツにお湯を注ぎ持ってきた。訪問看護師はタオルをしぼり、

「奥さん、お顔を拭いてあげてください。娘さん、手と足を拭いてあげてください」

といって石鹸を付けたタオルで莞爾さんの胸、おなかを柔らかに拭き始めた。

身体を拭き上げ、おむつを付け、

「奥さん、着替えの寝間着持ってきてください」そう言ってみんなで着替えた。

きれいに着替えの済んだ莞爾さんのまわりに奥さんと三人の娘さんが立ち、莞爾さんに目を注ぐ。

突然、奥さんが声をかけた。

「おとうさん、朝の体操をしましょう」

そう言って、莞爾さんの手をとり、肩を上げ下げ、肘の曲げ伸ばし、手指の一本一本を曲げ伸ばしし始めた。関節が固まらないように行うリハビリテーション訓練の関節可動域訓練だ。在宅リハ担当の理学療法士から学んだものだろう。寝たきりになってから二カ月、毎朝の日課として奥さんが繰り返してきた。

涙声で、いちに、いちにと繰り返す。三人の娘さんはベッドサイドで莞爾さんに寄り添う。

障子から射し込む柔らかな朝の光が奥さんの顔を照らす。

その光景をみてわたしは「家族に看取られるしあわせ」を思った。神経難病を身に受けて一一年、がんを発病し一年。苦闘の連続だったに違いない莞爾さんの人生の最後に訪れた平安。

●紙一重

外来診療を終え遅い昼食をかきこみ、往診に出かけた直後電話が入った。クリニックの看護師からだ。往診患者の晴美さんが通所先のデイケアで薬を誤嚥し、窒息状態になっている。吸引をかけたり救命処置をしているが意識はなく、経皮酸素濃度も七〇%台と施設の看護師から連絡が入ったとのこと。時間がない、直ちに救急搬送を依頼し、搬送先がわかったら診療情報提供書をファックスするからと連絡するように伝えた。晴美さんは神経難病にサルコペニアを併発し、高度のるい痩、全身の固縮、姿勢反射障害で寝たきりADL全介助だ。構音障害嚥下障害を合併している。

実は晴美さんは今日の往診の予定に入っていたのだ。救命は厳しいかもしれない。助かってほしい。晴美さんの顔が浮かんだ。予定の往診をこなしながら連絡が入るのを待っていた。電話が入った。搬送先は生協病院で、現在意識は戻って救急担当医が検査しているとのこと、生還したのだ。良かったと看護師に目配せした。一週間も入院して落ち着いたらまた往診再開しようと考えていた。しかし次に入った電話で、検査上誤嚥性肺炎も発症していないので入院せずに介護タクシーで帰宅するという。では、今日の往診の最後に晴美さん宅に往診することにした。

ベッドに横たわる晴美さんは今日のアクシデントと救急車、介護タクシーで疲れ切っていると思っていたが、意外と元気で話もできた。

「少し前に帰ってきたとこ」

「晴美さん。今日はどうしましたか」

「オブラートに包んだ漢方薬を口に入れて水を飲ませてくれたところまでは覚えているが、そこからは記憶にない。周りでがやがやする声が聞こえて気が付いたら救急車の中でした」

「その間、意識がなかったのですね。川の向こうからおいでおいでする人たちが見えませんでしたか」

「ええ、たくさん手を振ってましたよ」

紙一重のところで生還した晴美さんは、そう言ってお茶目な表情を見せた。

「よかったね晴美さん、あっちに行かずに。これから大建中湯を飲むときはお湯に溶かしてとろみをつけて少しずつ口に入れるようにしてね。大建中湯は甘いから飲みやすいと思うよ」

晴美さんの穏やかな顔を見て、終わりよければすべてよし、そんな気分になった一日だった。

●自分のいのちは自分のものか

先日の「川崎殺傷事件」をめぐる報道のなかで、「死にたければ自分で死ねばよいのに周囲を巻き添えにするのは許せない」といった意見がテレビ番組やネット空間で多く交わされた。これとは別の話だが、神経難病患者が安楽死を望み、安楽死が合法化されているスイスで実行に移すまでの患者と家族の葛藤を描いたテレビ番組を見た。自らの病気の進行で意思が表明できなくなる前に、自らの意思で安楽死を選びたい。安楽死は日本では合法化されていないため、スイスに渡航しその日を迎える。つらく重い気持ちが残った。

この神経難病の患者さんの選択に異を唱えるつもりはないし、安楽死の是非について私なりの意見を持ち合わせているわけではない。番組で触れられていたスイスでは、安楽死合法化の根拠として個人には自らの生きる権利と同様に自らの死を選ぶ権利があるとのことである。自己決定権として尊厳ある「生」を生きる権利とともに尊厳ある死を選ぶ権利が含まれるということなのだろう。これは自らの尊厳を守るために延命治療を拒否するという「尊厳死」の考えの前提にもなっている。なにか釈然としない気分が残った。なぜなのだろうと考えた。

はたして自分のいのちは自分のものなのか。自らのいのちを自らの意思で断つことも断ってもらうこと（安楽死）も自己決定権の範疇に含まれることなのか。自己決定権の行使として自らのいのちを絶つことが許されるのか。わたしにはわからない。今のわたしにわかることは、人のいのちはその人だけのものではないと思う。肉体はその人に属するものかもしれないが、その人のいのちは周囲との関係性を含めた存在である。

かけがえのないいのちという場合、誰にとってかけがえのない、代わりになるものがないものなのか。それは家族、友人、知人、隣人、時としてその人の属する組織、地域社会にとってかけがえのないいのちとして実感されるものである。その意味で人のいのちはその人のものではなく、家族をはじめとする周囲の人々と共有される存在と言える。その意味で、保障されるべき個人の自己決定権は、自らの尊厳ある生き方を選び取る権利であり、人のいのちが個人の専有物でない以上、自らのいのちを断つ「権利」というものがあってよいものだろうか。

心身の耐えがたい苦痛から解放されたいという患者の願いは、自死や安楽死によって実現されるのだろうか。少なくとも解放された実感を体験することは死者にはできない。医療のなすべきことは、心身の苦痛を和らげる緩和医療も含め、死に至る過程まで患者の尊厳ある「生」を生きる権利を全力を挙げて守ることに尽きると思う。

人工呼吸器装着の神経難病の患者さんが家族とともにお花見に行ったとき、桜を見上げる患者さんの笑みと涙にわたしたちは胸を打たれる。

●セピア色の写真

終戦の日。

九三歳の幸雄さんが、先生にお見せしたいものがありますと、和紙に包んだ古い写真を取り出した。セピア色に変色した写真には二人の人物が写されていた。写真館で撮ったものだろうか。若き日の幸雄さんと友人。友人は錨の徽章の制服を着ている。

「わしの小学校からの友達や。このとき一七歳。飛行兵になるといって海軍に入ったんや」

「海軍というと予科練ですか。当時幸雄さんは何をなさっていたのですか」

「わしは学校を出て工場で働いていた。給料は月八円やった。それが徴用されて軍需工場に行かされた。徴用工や。給料は月一円。なんぼなんでもこれでは食べていけへん。ひどい話や」

貨幣価値で言うと、当時の一円は今の五〇〇〇円。幸雄さんの実感が伝わってくる。

「翌年、終戦の年の春に突然友達がわしの家をたずねてきた。いま鹿児島の知覧にいるという。六月〇日に名古屋の『中島飛行機』で飛行機を受領する。知覧基地に行く途中、貴様の家の上で旋回するから見てくれ、と言った」

「その日、教えてくれた時間に空を見上げていたら、戦闘機が家の上空を二回旋回し西へ去って行った。知覧に向かったんやろ。そこから沖縄へ特攻。それがあいつの最後やった。終戦の年の六月、一八歳で死んだ」

「わしらは学校で、白馬に乗った人を『現人神《あらひとがみ》』として一身を捧げるように教わった。しかし、わしはあのひとに責任がないとはどうしても思えまへん」

それだけ言って幸雄さんは友達を思い出すかのように瞑目した。

●町医のこころ

所用で東京に行った帰りに「大江戸博物館」に立ち寄った。江戸時代の民家を再現したコーナーがあった。当時の江戸では大火が多く、町民の家は安普請の木造の長屋で焼け落ちるのも早い。しかし家財道具も最低限のものしか持っていないため再建も早い。町民の多くは職人や奉公人、商人だった当時を反映して、再現された民家は長屋の一角で二間あり、女房が子どもをあやしながら洗濯をしている。隣の部屋は仕事場で桶職人の亭主が桶を作っている。薄暗い照明のなか、赤子の泣き声や女房亭主の声が聞こえてくるようなリアリティを感じた。

肺がんを患う光男さんは通院が困難となり往診を始めた。当初は家のなかのトイレにも自分で行き、食事も摂れていたが、呼吸不全が進行し在宅酸素療法を始めたころからはベッドに寝付くようになった。食事量もめっきり減った。光男さんは仏壇の金箔貼り職人で伝統工芸士だった。二、三年前から認知症が進行し、仕事は息子さんが継ぐことになった。

光男さんの家は平屋の六軒長屋の一角で、三軒隣に息子さんの作業場がある。往診の際、息子さんの作業場を伺った。仏壇の装飾に金箔を貼るには、まず漆を塗り乾燥させ適切な時間に金箔を貼る。金箔が重ならないように、しわにならないように細心の注意が必要だ。乾燥させ、その上から漆を塗る。その日の天気の状態で漆の乾燥の度合いが変わるため、金箔を貼るタイミングがずれてくる。限られた時間内に貼り終えなければならないため、夜なべ仕事になることも多い。何世紀も前から連綿と伝わる職人芸なのだ。職人としての工夫、苦心、達成感は、時空を超えて通じ合うものがあるに違いない。

光男さんが臨終の日を迎えた。看護師とともに往診し、診察のうえ奥さんに臨終を告げた。

穏やかな死に顔だった。このところ連日連夜の介護で疲れ切っている奥さんに、

「奥さん心からお悔やみ申し上げます。奥さんがんばったね。家で看取れてよかったね」

「主人も家が良いと言っていましたから」奥さんは笑顔でそう答えた。

ご遺体に手を合わせ黙礼し家を出た。息子さんが私たちを見送りに出てくれた。

「息子さん、お父さんの後を継いで良い職人さんになってくださいね」

息子さんは頭を下げ私たちを見送った。

そのとき私は、江戸の町医が患者の看取りに長屋の患家を訪れる姿を思い浮かべていた。

それは江戸時代からいまに変わらぬ町医の営みであるに違いない。町医としての工夫、苦心、達成感は時空を超えて通じ合うものがある。

「同じことをやっている」

わたしは問わず語りにそうつぶやいた。

●こんなことは月に何回ぐらいあるのですか

神経難病のなかで最も多いパーキンソン病を特徴づける症状に、振戦（手足が震える）、固縮（手足、体幹のこわばり）、動作緩慢（動作が鈍くなりしばしば固まって動けなくなる。無動という）、姿勢反射障害などがある。とりわけ患者と家族を悩ませる症状は無動である。一日に何回か突然動作が止まって、からだが固まってしまう。意識は正常だが再び動けるようになるまでがまんする以外にない。持続時間は数十分より数時間に及ぶこともある。そんなときのため頓服を用意してもらうが、効果は確かではない。昼間独居の場合、再び動けるようになるまで廊下にへたりこんだまま、家族の帰宅か介助者が現れるのを待つ以外ない。

定期往診の日、史郎さん宅を訪ねた。便臭が立ち込めている。トイレの入り口に車いす

に座った史郎さんと横に奥さんがいる。史郎さんは立ち上がれない。奥さんが、

「始末をしますから、先生隣の部屋で待っていてください」

「いえいえ」

「奥さん手伝います」同行した看護師のいけちゃんが素早く声をかけた。

職場から帰宅した奥さんが居間で動けなくなっている史郎さんを見つけて、何とか車いすにのせたそうだ。便意はあり普段はトイレまで歩いて行けるのだが、無動になると「間に合わない失禁」をしてしまうのだ。

二人で介助してなんとか便器に座らせて排便。お尻を拭き、両脇から介助しながら風呂場に移し、汚れている衣服を脱がせシャワーで身体を洗った。からだを拭き、新しい下着とパジャマに着替えた。史郎さんも奥さんもわたしたちも、やっとほっとした表情になった。

「こんなことは月に何回くらいあるのですか」史郎さんに聞いてみた。

「そうですね。あまりないですよ。せいぜい月に一、二回」

かたわらの奥さんの目は「とてもそんなものではない」と語っていた。

往診に訪れる私たちがたまたま遭遇する、こんな壮絶なエピソードは、患者や家族にとってはありふれた「日常」なのだ。そのことに気付くことが在宅医療にかかわる第一歩

である。

神経難病とその病気によって派生する種々の障害や将来への不安が患者を苦しめる。しかし苦しみはそれだけではない。「無動」により身体の自由がきかないため、便意を催してもトイレに行けず、心ならずも失禁し便まみれになってしまう。このような「人としての尊厳」を失わせる日々の体験が、患者と家族を苦しめている。患者と家族にとって本当に必要な援助は「大変ですね、がんばって」と声をかけるだけではない。無動時の排便が自立するために、どうすればよいかの具体的な知恵である。

●ココちゃんありがとう

我が家の愛犬ココが今朝三時一七分に亡くなりました。享年一八歳六カ月。人間では九三歳になるでしょう。ココのお母さんはナナでナナのお母さんはシロです。末の息子が迷い犬を見つけてきてシロと名付けて飼い始めたのは三〇年前。シロは五匹の子どもを産んで産後の肥立ちが悪くて死んでしまいました。四匹の子犬を職場の人たちに引き取ってもらい一匹残ったのがナナ。名前が決まっていなかったから名無しのナナとしました。ナナは多産で四回お産をして、子犬たちはそれぞれ育ててくれる人に恵まれましたが、四回目のお産で生まれた子犬の中で貰い手のない一匹だけここに残ることになりました。だからココです。

ココは雌犬でお母さんと違って生涯子どもは生まなかったけれどナナと一緒に飼っているときもけんかはしない穏やかで好奇心の旺盛な犬でした。二カ月前、突然キャンと鳴いて意識がなくなり動けなくなる「発作」が出るようになりました。体を揺すってやると三〇秒ほどで戻りますが、それ以来腹水もたまってきて歩くのもやっととなり、散歩にも行けず首輪を外し庭を自由に歩けるようにしました。

加齢に伴う心不全と狭心症発作ではないかと思っていますが、誰も信じてくれません。しかしそれからは発作時の対応ができないと死んでしまうため外泊はできなくなりました。とぼとぼでも庭の中を自由に歩く姿を見ると幸せそうに見え、首輪をもっと早く外してやればよかったと思います。食べるえさの量も減り、ペースト状のものしか食べなくなりました。

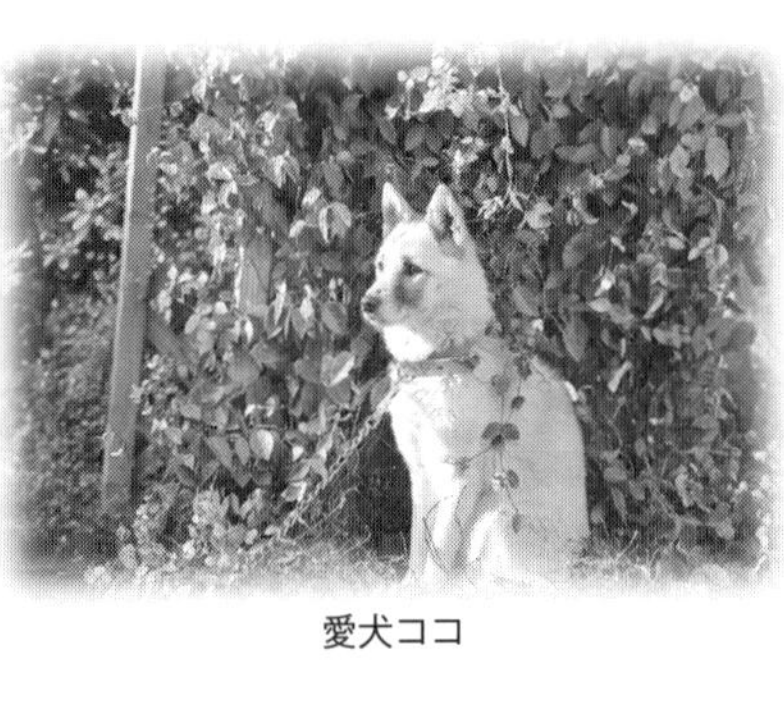
愛犬ココ

三週間前より立てなくなったので居間にマットを敷き、専任の看護師（私の家内のこと）のもとで「病棟看護」が始まりました。当初は私が帰宅すると健気にも頭を持ち上げこちらを向いて尻尾を振りました。「わたしはなにもしてやれていないのに」ココの健気さに後ろめたい思いでした。

二週間前より、寝返りも出来ず頭を持ち上げるのも難しくなりました。二時間おきの体位交換にもかかわらず、手足の先の皮膚から浸出液が染み出し褥瘡も出来始めました。流動食を口に流し込んで水分と栄養を補給するのですが、その量も日に日に減ってきました。三日前より嚥下できず絶食状態になりましたが、紙おむつに排尿はあります。たまっている腹水が徐々に吸収されて循環不全を補っていたのでしょうか。二日前には娘も孫も泊まりに来て介護を手伝いました。そして今日、苦しむこともなく静かに目を閉じ眠るような最後でした。

朝に家族が集まり庭の片隅に埋葬しました。ココのからだを孫たちが摘んだ庭の花でうずめ、土をかけ、ガーベラの花を植えました。

一八年半、言葉はなかったけれど気持ちが通じ合えているると思えるたくさんの日々がありました。ココちゃんありがとう。

●主介護者が倒れるとき

在宅患者とめさんの主介護者であった息子さんが急死した。奥さんが働きに出た後、家の座敷で苦しくなって自分で救急車を呼んだという。救急隊が病院に搬送したが助からなかった。死因は急性心筋梗塞だったという。

認知症で寝たきりの母親を毎日まめに見ておられた。とめさんを起こしてベッドサイドに座らせ、朝食を介助しながら話しかける。デイケアのお迎えが来て車いすに乗せて送り出す。それから横になって昼までは寝ている。夕方デイからとめさんが帰ってくると奥さんが夕食の準備をし、息子さんが食事の介助をする。夜間のおしめの介助もある。それが息子さんのルーティンワークなのだ。

とめさんは今年で九三歳になり老衰も進んできている。食べるのもゆっくりで誤嚥の危険もあり、咀嚼嚥下をせかせるのは禁物だ。せっかちな息子さんはなかなかそのことが理解できず「しっかり食べなあかん」と励まし、つい手が出てしまうこともある。デイケアの職員から青あざの報告があってケアマネが動いた。地域包括の職員も同行し、自宅で息子さん、奥さんと話し合いを持った。死ぬまでこの家ですごしたいと常々とめさんが言っていたから、願いを叶えてやりたいと日々介護していると息子さんは言う。

私はご夫婦の日々の介護をねぎらいつつ、お母さんがトシのせいで徐々にできることができなくなり、判断力も鈍ってきている現状を受け入れてほしいと話した。そのうえで、お母さんの動作を促し励ますつもりであったにせよ腕を強く握ったりしないでね、としよりはすぐ皮下出血を起こし青あざができるから。原因が明らかでない傷が患者、利用者さんにあれば、医療と介護の現場では虐待の可能性を否定せず検討するルールになっているのです。これからもお母さんの在宅生活を支えていきたいという息子さんの気持ちはよくわかりました。そのうえでお母さんの身体の状態をわきまえて丁寧にお世話してあげてくださいね。お願いします。私たちもできる限りの支援をしたいと思っています。

さらに、介護はご家族にとって年中休みがなく心身に余裕のない生活になりがちなので、お互いの骨休めのためにショートステイをお使いになりませんかと息子さん夫婦に勧めてみた。奥さんはうなずき、息子さんは「おふくろはいやがるやろなあ、まあ考えとく」とのことだったが、数日後、利用するとの返事があった。

息子さんが倒れたのはとめさんが入所して一週間たったころだったのだ。とめさんは家に帰れなくなった。施設の好意でショートステイを、施設入所待ちのロングショートに切り替えていただいた。今はそこに往診に行っている。ベッドサイドでとめさんに声をかけても発語はなく目を閉じている。施設の職員と話すと、最近ほとんど食事をとらないという。口に入れてもぺっぺと吐き出してしまう。ここが家でないことも息子が死んだことも知っていると思う。そのうえでの「覚悟の拒食」なのか、単なる老衰に伴う機能低下なのか、私にはいまだ判断はつかない。

脱水はあるので、とりあえず三日間の点滴を指示したが、休み明けには奥さんの意向を伺って今後の治療方針を決めよう。とめさんと息子さんの思いに寄り添いたいと思うのだが。

●主介護者が倒れるとき　その二

とめさんの息子さんが倒れたと聞いたとき、あっ、またかと痛恨の思いが胸をよぎった。かねてから在宅医療が成立するためには、患者さんと同等にあるいはそれ以上に、家族への気配りと支援が大切と信じ実践してきたつもりだった。しかしこんなことが起こってしまって、結果として介護者の健康への気配りが足りなかったのだと思う。

介護者が病気を持ち、私の患者であれば健康状態の把握ができるからまだ良い。そもそも病院にかかっていないケースがほとんどで、そのような介護者には私たちの健康診断、ドックを受けるように勧めている。しかし前向きに考えてくれる人は少ない。自分が患者を看なければ誰が看てくれるとの思いで日夜がんばっている介護者の身では、健診で病気が見つかるのはいやだと考えがちなのだ。「今」元気だからと自分を励ます介護者に「無理をしないで、しんどいときは何でも言ってね」と、それ以上踏み込めないままに過ごしてきたのではなかったか。そんな悔恨だ。

そこで、私たちがかかわってきた在宅患者さんの主介護者が倒れたケースを整理してみた。思い出すだけで一〇例あった。患者の病名は脳血管障害五人、神経難病三人、認知症二人。介護ができなくなった主介護者一〇名のうち亡くなったのは八人、存命は二人（いずれも脳血管障害で入院中）。亡くなった主介護者のうち三例が突然死だった。病名は心筋梗塞、解離性大動脈瘤破裂、脳心事故（推定）。最後のケースは夫婦二人暮らしで、主介護者である夫が患者の横で倒れているのを発見された。死後三日たっていた。夫婦二人暮らしで認知症や重度の障害を持つ患者の介護をしている配偶者は、患者が「異変」を通報できない点で、事実上「独居老人」と変わらない「孤独死」リスクを持っていると考えるべきである。突然死以外の死亡は五人で、内訳は脳血管障害二人、心不全一人、がん二人である。

主介護者が倒れる原因の七〇％が脳心事故なのだ。詳細は今後まとめていきたいが、介護ストレスが誘因になっていないだろうか。高血圧が見過ごされていなかっただろうか。

亡くなった主介護者の方々の無念を胸に刻み、具体的な対策を立てていかなければならない。いま考えていることは、介護ストレスの軽減のために、ショートステイの定期利用、レスパイト入院の定期化（特に人工呼吸器装着患者）、介護者の健康状態の把握のために往診時、患者だけでなく介護者の血圧も測り血圧手帳に記入する。私たちの院所のドック、健診の利用を勧める。これらは明日からでもできることなのだ。

突然、主介護者が倒れると、患者の在宅医療は成り立たなくなる。緊急対策がその日から必要となる。薄氷を踏む思いとはこのようなときに痛感するが、今の在宅医療はまさに薄氷の世界と言ってよい。患者、主介護者の肉体的精神的負担を軽減する、願わくば支援者である私たちの肉体的精神的負担をも軽減するさまざまな手立てが必要である。そのうえで患者、介護者にとって安心安全な懐の深い在宅医療を作っていきたい。

●ひとすじの涙

その日は朝から多忙を極めた。一週間以内でしょうと、ご家族に告げていたがん末期の護さん宅より訪問看護師に連絡が入った。呼吸が乱れているとのことで看護師と護さん宅に走った。間に合った。臨終に近い時期にみられる下顎呼吸だった。ゆっくりと顎を上下し空気を精いっぱい吸い込もうとするが、それができない浅い弱い努力様呼吸だ。すでに意識はない。

奥さんと故郷から見舞いに来てくれているお姉さんが「護ちゃん、護ちゃん」とベッドサイドで声をかける。そのふたりに「もう苦しくはないんですよ」と声をかける。「息子がこちらに向かっている、それまで生きてほしい。あと三〇分ほどで到着できそう」スマホを耳から離し護さんの手を握り奥さんが語りかける。「護ちゃん、それまでがんばって」。

呼吸の間隔が次第に伸びてきた。一〇秒、一五秒、二〇秒……。ご家族も私たちも次の呼吸が始まるのを、かたずをのんで見守った。三〇秒、四〇秒、一分。次の呼吸が始まらないときが来た。

八時〇分、ご家族に臨終を告げた。安らかな最期であった。私たちは患者宅を辞して午前診療に間に合うようにクリニックに戻った。外来を始める前に死亡診断書を書いた。健診、予防注射を含め五〇人の午前診療を終え、遅い昼食を食べて午後の往診に出かけた。

七時半ごろにクリニックに戻ったときに電話が鳴った。施設からだった。とめさんの呼吸が止まったとの連絡だ。長年在宅で看ていたが、先日主介護者であった息子さんが亡くなったため、施設にロングショート中だった。超高齢のとめさんが食事を摂らなくなったのは三週間前だった。徐々に傾眠状態となり会話もできず、ほぼ終日目を閉じているようになった。施設で職員とご家族に、この状態は老衰の過程と説明した。看取りの場として自宅の可能性を聞いた。ご家族は施設での看取りを希望された。施設側は、病院とは異なり体制の問題で特に夜間帯は急変があってもリアルタイムに連絡できないことがあるむね説明された。私は施設側の事情もご家族によく理解していただき、私も施設と緊密に連絡をとり、施設で対応困難な病態になれば入院も選択肢にいれると話した。感染など治療により改善の可能性がある病態を除き点滴はしない、できる限り自然に看取ることで、ご家族の了承を得た。

それから三週間とめさんは生きた。ベッドサイドに到着した私は、ご家族施設職員の見守る中で死亡確認をした。一世紀近くを生き抜いたとめさんは安らかな死顔だった。呼吸停止、心停止を確認し、対光反射の消失を確認するため瞼を開いた。そのときとめさんの

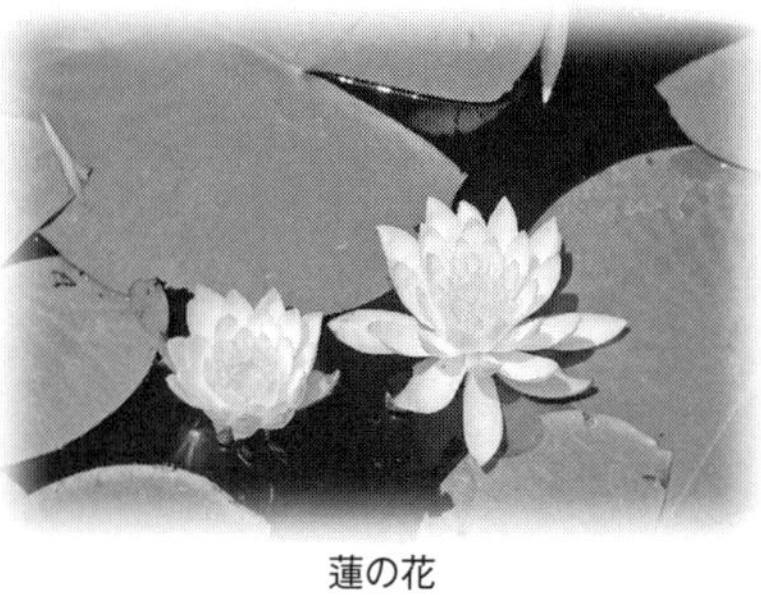

蓮の花

眼からひとすじの涙が流れた。それはあまり経験のないことだ。死者であるとめさんの感情とは無関係であることはわかっている。しかしその涙に私は、一カ月半前に突然先だった息子さんへの想いを見た。

孫娘がとめさんのベッドサイドで目を泣きはらしていた。かける言葉も見当たらず私は孫娘の肩に手を置いた。きっとひとすじの涙を見ていたのだろう。祖母の想いに寄り添ったのだろう。

臨終を告げクリニックに戻った。クリニックに戻った私は、今日二通目の死亡診断書を書いた。

●在宅看取り

基幹病院からの紹介で末期がんの勝一さんの往診を始めたのは二週間前だった。秋の初め身体の変調に気付き受診。精査の結果末期がんを宣告された。見つかったときはすでに末期、積極的ながん治療の対象にはならず心の準備もつかないまま、退院になった。いくら気丈な人であっても「見放された」との思いがよぎるだろう。在宅緩和医療の出番だ。わたしたち在宅医療チームの最初の仕事は、患者や家族と信頼関係を作ることだ。そのため退院後なるべく早く初回往診を組む。勝一さん宅には退院日に往診した。

「八尾クリニックの大井です。これからは何でもご相談してくださいね。よろしくお願いいたします」

わたしの声掛けに勝一さんは無表情に応じた。黒ずんだ黄疸の顔が痛々しい。一カ月前、思いもよらぬ末期がんの宣告に心が萎えているのだろうか。二回目の往診からは徐々に顔が和んだ。

寡黙な人である。徐々に歩けなくなり、飲みものも摂れなくなってきた。退院後二週間、痛みも出てきた。オピオイド（麻薬製剤）を開始した。黒色便が始まった。消化管出血だ。翌日の往診時、意識レベルは低下し呼びかけに反応はない。呼吸は深くゆっくりとしたクスマウル呼吸、肝不全の兆候だ。家族に病状説明をし、予後一日二日と告げた。

その夜一〇時、訪問看護師より呼吸が止まったと電話が入った。患者宅に急ぐ。家族と訪問看護師の見守るなか、臨終を告げた。

私はベッドに横たわる勝一さんの横顔に見入っていた。眉毛の太い彫の深い威厳のある顔だ。

「西郷さんみたいやなあ」おもわず私がつぶやいた。

「そうなんです。鹿児島のご出身ですかとよく言われたの。愛媛県なのにね」奥さんが応じる。涙目の娘さんが笑った。みんなも笑った。

数日前に撮って額に入れて差し上げた家族写真がベッドサイドに飾ってある。勝一さんは穏やかに笑っている。隣の奥さんも娘さんたちも笑っている。

「写真を撮っておいてよかったね」

「ほんとうにそうです」

ご家族がうなずいた。

「お姉ちゃんはおとうさん似、妹さんはおかあさん似ですね」

「むかしからそういわれるのです」

勝一さんのカーディガンが目に留まった。私が到着する前に看護師と娘さんが着せたものだろう。

「お父さんへプレゼントしたものが着ずにとってあったの。あっ、値札がついている」

みんなで笑った。

「いい看取りや」わたしは心の中でつぶやいた。

横にいる訪問看護師を見た。目が笑っている。おもいは同じだ。

●安らかに眠るように

在宅患者のみさおさんはがんの全身転移で化学療法中だ。麻薬による緩和医療を継続しているが、幸いこの一年ほどがんの進行は穏やかで、薬の量は増えていない。痛みはあるが、何とか自制内で屋内歩行は自立している。外出は困難で、犬の散歩は仕事を終え夕方に帰ってくるご主人の担当だ。普段はとなりの部屋で飼っている犬が、私たちの訪問でわんわんと吠える。

「痛みはどうですか」とたずねると、

「痛いことは痛いけどがまんできないほどではないの」

「少し貼り薬を効果の強いものに変えましょうか」

「この前一回貼るのを忘れたら、その日は痛くて眠れなかった。効いているんだ。でもこのままでいいです。増やしたくないの。一旦増やすと際限がなくなってしまうようでこわい」

話題は犬のことに移った。

「先生とこの犬、元気?」

「実は二カ月前に死にました。一八歳五カ月、人間で言うと九〇歳を超えるみたい。最後の一カ月は部屋に上げ、シーツで寝床を作って安らかに眠るように死にました。優しい犬でした」

「そう。それは寂しいですね」みさおさんは悲しげな顔をしてそう言った。

それから話題を変えて話しながら、血圧、経皮酸素濃度を測り一連の診察を終えた。

「季節柄かぜをひかないようにね。また来るね」そういって席を立ち、玄関の上がり框に座り靴を履いた。見送りに出てきたみさおさんが口を開いた。

「安らかに眠るように死にたい」

穏やかな顔、澄んだ目で問いかけるように私を見た。そんな問いに答えはない。笑顔を返すのが精いっぱいだった。

玄関を出て往診車に乗り込んだ。

暮れなずむ冬空に、玄関先に立つみさおさんの姿がゆれる。

●我に返る

自分が置かれている環境、状況を認識する能力を見当識という。今いるここはどこなのか、今は昼か夜か、何時ごろか、今日は何月何日か、季節は何か、自分の前にいる人は誰かなど。それぞれ場所見当識、日時見当識、対人見当識と呼ばれ、認知機能の土台となっている機能だ。これは人間だけでなく広く動物一般にみられる機能で、生存のために不可欠なものといえる。

認知症が進行すると、この機能が障害される。見当識障害と呼ばれ、一過性のものでなければそれだけで認知症の存在を強く疑う。認知症のスクリーニング検査の冒頭に見当識に関する設問が置かれていることは、このような理由による。一過性の見当識障害とは種々の理由による意識障害、たとえば寝ぼけ、飲酒による酩酊状態など日常生活でもしばしば経験するが、時間がたてば正常な見当識を取り戻す。重度の認知症では見当識障害が永続する。つまり重度の見当識障害あり、永続性＝認知症、一過性、変動性＝意識障害という図式が成り立つ。ただし、認知症の人に意識障害が加われば、見当識障害がさらに重度化し変動するということはある。

重度のアルツハイマー型認知症の菊代さんは今年で九〇歳になる。六〇を超えた息子さんとふたり暮らし。日中は短時間デイケアを利用し、夕方帰宅してから翌朝までは主介護者の息子さんが世話をしている。重度の見当識障害があり、息子さんのことをおかあちゃん、おとうちゃんと呼ぶ。会話は支離滅裂でコミュニケーションは成り立たない。ＡＤＬ

は全介助で尿便失禁、睡眠覚醒リズムも乱れているから、息子さんの介護負担は極めて大きい。

息子さんは就労せず、司法関係の資格取得をめざし受験勉強をしている。母親の介護を始めてから一〇年近くの受験生活だ。

菊代さんのベッドの横に布団が敷いてある。そこで毎日息子さんが寝る。といっても菊代さんが目を覚ましているときは母の介護で寝られない。菊代さんが寝入ったときが息子さんの受験勉強の時間だ。枕元の机に向かう。机の上の本棚には受験参考書が並んでいる。ベッドと布団と勉強机。それでいっぱいの狭い部屋で東の空が白むまで机に向かう。朝、菊代さんをデイに送り出し布団で仮眠をとる。そんな毎日だ。

「ふしぎなことがあるのです」息子さんが真顔で口を開いた。

「夜中に私が机に向かっていると、目を覚ました母が私の背中から声をかけるのです。『がんばってるね。寒くないかい』と」

「そのときは母なのです、母親に戻っているのです。一度だけではありません。こんなことって。母が『我に返る』ときがあるのです」

息子さんは嬉々とした表情で私に語った。

「それはよかったですね。励みになりますね」

重度の見当識障害を持つ認知症患者が「我に返る」ことに、医学的に合理的な説明がつけられるのか、あるいは介護と勉強に疲れた息子さんの脳にあらわれた幻影なのか、それはわからない。大切なことは、息子さんがこの体験を励みにして、介護と受験勉強に明け暮れる日々を耐えているという事実である。

●末期《まつご》のプリン

今年で八〇になる在宅患者の忠さんは、三年前肺がんを患い手術を受けた。昨年秋にがんの再発と骨転移が見つかり、治療目的で入院となった。抗がん剤と放射線治療を受けたが進行を食い止めることができず、多発骨転移による痛みと病的骨折で歩行が困難となった。病室の環境と鎮痛薬のためか夜間せん妄も頻繁にみられ、主治医と相談のうえ在宅緩和医療を希望され退院、在宅医療を当院が担当することになった。

初回の往診時は痛みの訴えもなく元気だった。いつもそうするようにご家族と一緒に写真を撮る。次の往診時に額に入れた家族写真を差し上げた。

病状は徐々に悪化し、咳と痰と軽い喘鳴がみられるようになってきた。がん末期の肺水腫の兆候だ。モルヒネの量を増やし在宅酸素療法を導入した。定期的な気管支拡張剤の吸入も導入した。退院時から病的骨折による背部痛があったが、突然歩けなくなった。胸髄圧迫による対麻痺が原因だ。

往診時、状態の悪化を受けて、ご家族に病状説明を行い、最後に予後はあと一週間程度でしょうと告げた。

翌日、訪問看護師から呼吸停止を知らせる電話があり患者宅に急いだ。到着時には忠さんはベッドに横たわり閉眼し、その表情は穏やかだった。心停止、呼吸停止、対光反射消失を確認し、ご臨終を告げた。

奥さんが口を開いた。

「今日は土曜日だったので孫も集まり、家族みんなで看取れたので良かったです。昼前にパンを食べる？と聞いたら、パンはええというのでプリンを食べさせたら、こんなうまいもの食べたことないと言っておいしそうに食べたのです。いつも食べさせているのにねえ。それでしばらくしたら呼吸が止まりました。おとうちゃんと声をかけたら、うっと声を詰まらせて、それが最期でした」

「こんなうまいもの食べたことない」

忠さんの人生の末期《まつご》の言葉だった。

床の間には先日差し上げた家族写真が飾ってあった。家族を両脇に忠さんはにこやかに笑っている。

●パンダの卵と家族の絆

在宅患者の民子さんとの出会いは一年前になる。在宅主治医を私が引き継いだ。重度の認知症と廃用症候群で寝たきりの民子さんを娘さんが介護している。

「これ以上良くならないのでしょうか」ベッドに横たわる民子さんを前にして、娘さんが前任の往診医に聞いた。往診医は九〇近くになる民子さんの年を念頭に、老衰だからと告げたが、娘さんは納得できない。それでは私の日々の介護はどんな意味があるのか、そのような物言いは医療の側の努力の放棄だと思った。それが私たちの出会いのきっかけだった。

初めての往診で私は民子さんをベッドサイドに座らせた。支えれば座ることができる。「寝たきりよりは座りきり」。座れれば車いすに乗せられる。介護者と患者の目線が水平になり、常に介護するものから見下ろされる存在から解放されるのだ。

デイケアにも行けますよ。早速ケアマネジャーに相談しましょう。娘さんの顔が輝いた。

日中、母の介護に専念し夜は仕事に行くという娘さんの生活スタイルは、肉体的にも精神的にも過酷な介護負担だ。それがデイケアの利用で幾分緩和できそうだ。

主介護者の娘さんは決して泣き言を言わない。これはきっと母である民子さんから引き継いだ性格だろう。自分の老いた母親を精いっぱい世話していきたい。幾分ぶっきらぼうだが愛情をこめて看ている雰囲気が、往診に訪れる私たちにも伝わってくる。それが快いのだ。

重度の認知症で寝たきりの民子さんは、往診に来た私たちが誰かはわからない。単語レベルの発語がみられるときもあるが、それもまれだ。快不快の感情は表情に出るが、それを手掛かりに接していく。こんな失敗があった。血圧をはかろうと拘縮のある肘を伸ばそうとしたとき、たぶん痛かったのだろう怖い顔で激しく抵抗された。

民子さんの好物は「パンダの卵」だ。これはチチボウロの三倍くらい大きなもの。娘さんが民子さんの口にパンダの卵を押し込むと「パリパリパリ」乾いた音をたてて食べる。食べ終わったら催促するように口を開ける。「パリパリパリ」

「民子さん歯がないのに、歯茎で噛んでこんな音が出るのですね」歯のない生活を長年されてきたに違いない。それからは往診に来るたびにまず「パンダの卵」をそっと差し出す。「パリパリパリ」それを何度か繰り返して、機嫌を見計らって「痛いことはしませんからね」と、そっと血圧をはからせてもらう。

そうしている間に娘さんと話をする。

「お母さんはどちらの生まれですか」

「京都です。小学校は錦林《きんりん》小学校と言っていました」

「私も生まれは京都です。錦林小学校は知っています。真如堂と東山の間にあって、白川通りの東で静かなところです」

そういったとき唐突に昔の情景が浮かんできた。白川通りにまだ市電が通っていたとき、その界隈から市電に乗って丸太町通りの熊野神社前で降りて寮に帰ったときのことを思い出した。市電の車掌が「つぎは、くまのじんしゃ、くまのじんしゃ」と声をあげた。どうしてくまのじんじゃといわないのだろう。そんなことまで思い出した。

民子さんは二〇歳でこの家に嫁いできて、働きづめで五人の子どもを育ててきた。正月前には一家総出でしめ縄づくりをしたり、お好み焼き屋を始めて店頭で撮った写真も見せていただいた。

年末に誤嚥性肺炎を発症した。娘さんとも相談し、このまま家で看取ることになった。

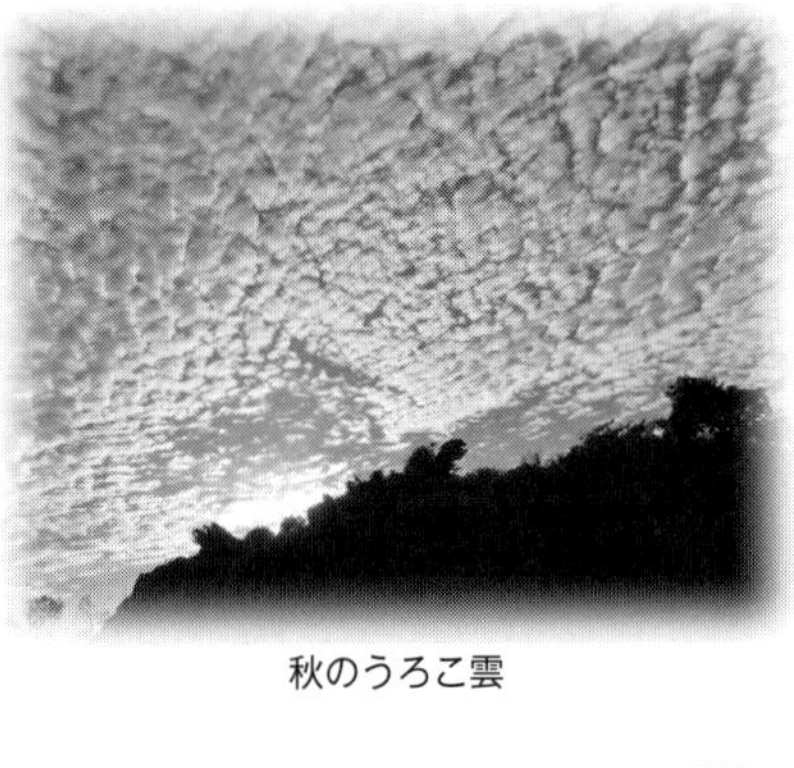
秋のうろこ雲

抗生剤点滴と在宅酸素療法で治療に当たった。もはや「パンダの卵」は食べられない。食べ物も咀嚼できない。お正月までなんとかとのご家族の期待に応えて正月を迎えられた。つぎは十日戎《えびす》までがんばろうと言っていたが、それはかなわなかった。民子さんは苦しまずに逝った。末期の水は蜂蜜だった。娘さんに、精一杯看取られましたねと声をかけた。娘さんの情愛あふれるお世話の毎日だったと心底そう思った。

通夜に参列したが、たくさんの家族親族に囲まれ、家族の絆が伝わってくるようないいお通夜だった。

私の耳には「パンダの卵」をかみ砕く「パリパリパリ」の音が残っている。それは民子さんの九〇年の人生を貫いた「泣き言は言わない」たくましさとして私には聞こえた。

民子さんは家族の絆の大きな結び目であった。床に臥すようになっても、ただそこにいるだけで家族が安心できる存在であった。

これからはそこにいた、そのように生きたというみんなの記憶が家族の絆を確かめ合う。

「見えないけれどもあるんだよ」

通夜の席を歩き回るかわいいひ孫たちの姿を見て、私は金子みすゞの詩の一節を思い出していた。

●カノープスを見た

月曜日の夜、時間が空いたので高野龍神スカイラインの鶴姫公園に星の写真を撮りに出かけました。標高は一〇〇〇メートルを超えます。ここは南が紀伊山地なので南天が暗いことでは日本有数の撮影スポットなのです。鶴姫公園は何年ぶりかなあ。目的は、オリオン座のベテルギウスの減光とプリアデス星団（すばる）を撮ることです。現地についてとりあえず暮れなずむ空に光る一番星を撮りました。宵の明星（金星）です。

しばらくするとオリオン座がキラキラと見えてきました。確かに眼視ではベテルギウスは暗くなっています。一等星には見えません。赤色巨星であるベテルギウスは星としての寿命が尽きそうなお爺さん星です。このまま明るくならずに突然超新星爆発を起こすのか、またもとのように一等星として輝くのか誰にも分かりません。

冬の大三角を確かめたとき突然シリウスの下に目をやると、遠くの山の端ぎりぎりに光る星が見えるではありませんか。あっカノープスだ。りゅうこつ座のカノープスだ。この星は恒星の中では二番目に明るい星、一番目はおおいぬ座のシリウスです。めったに見られないので中国では南極老人星と呼ばれ、この星を見ると長生きできるそうです。年甲斐もなく初めて見たことでうれしくなりました。

赤道儀の極軸合わせに手間取っているうちに雲が出てきました。たった一人で気温も二度、それで写真を撮るどころではなくなり撤収しました。残念。帰りに高野山で山門の写真を撮りました。下界は新型コロナウイルスで大変なのに、ごめんなさい。

●不機嫌な顔

今日の外来、正明さんが不機嫌な顔で診察室に入ってきた。前回の診察時、がんの疑いで基幹病院の外科に紹介していたのだ。正明さんは勢い込んで話し出した。たくさん術前検査を受け、手術の方法について説明を受けたときに自分は胸腔鏡手術を希望した。外科医からは状況によっては開胸になるかもしれないと言われて納得がいかず、他院を紹介してくれと言って紹介状を書いてもらった。なのに紹介先の病院でまた同じような検査を受けさせられ、おまけにＰＥＴ検査までやるといわれて、手術日も決まったがイライラしているとのこと。

正明さんにとって今一番大切なことは、外科の主治医を信頼して治療を受けることですよ。がんだとしても早期ですから完治が期待できます。そのことだけに目を向けてください。応援していますから。笑顔で私の方からそう言った。

やっと正明さんの顔が和んだ。

多くの患者はがんを疑われているということで大変な不安に陥る。不安をそのまま表に出す人もいれば、虚勢やいら立ちが出てしまう人もいる。外科医と初対面であればなおさらだ。その場合は医師の説明が素直に受け入れられない。合理的な判断ができないまま、よそを紹介してくれと言ってしまう。紹介先でまた同じような検査をされる。納得のいかない気分が募る。ドクターショッピングが始まる。

正明さんの不機嫌な顔のうらには、自分ががんかもしれないという強い不安がある。そのことを考えると紹介先の先生には申し訳ないが、この間の正明さんのとった行動が不合理であると批判してはならないと思う。正明さんの気分感情をすべて受け入れ、腫瘍摘出術に向けて正明さんをエンパワーメントすることが私の役割だから。

●地球上に生きとし生きるもの

感染対策に神経を使いながらの診療の日々、クリニック周辺でのコロナ発症患者の報道で患者さんにも不安が募っています。日々の買い物など人ごみの中に行くときのマスクの使い方、熱湯消毒で再使用できること、外出後のうがい手洗い、などについて話しています。

しかし連日の報道で、高齢者、特に一人暮らしの老人が怖くなって家に引きこもっているケースが見られます。ウイルスが花粉のように大気中に漂っているようなイメージを持っているのです。正しい知識を持ってもらい、散歩など安全に外出する方法をお話しすることは、高齢者のフレイル対策としても大切だと思います。

和泉リサイクル環境公園のなたね畑と花と緑の文化園のヒカンザクラ（ソメイヨシノの親）。新型コロナウイルスとなたねと桜の花、そして私たち人間。どれもこの地球上に生きとし生けるもの。人知の及ばないことがまだまだあるのですね。

●病気を治すことを目指す医療と治らないことから始まる医療

医学の歴史は、病気を正しく診断し病気の治癒を目的とした医療を進める営みであった。病気を治すことを目指す医療を治療医学というが、医学の歴史の大部分は治療医学の進歩に費やされてきた。しかし高齢化社会の現代にあっては、治療医学の進歩の反面、依然として治らない病気、病気は治っても後に障害を残す病気、病気の進行とともに障害も重度化する病気などが増加してきている。在宅医療の対象となる人々は、これらの患者である。つまり在宅医療は「治らないことから始まる医療」である。そこには病気が治ることによる患者と医療者が共有できる達成感はない。

クリニックを訪ねてきた若い医学生に医師を目指した理由を聞いてみた。彼は東北大震災の報道をきっかけに、人の命を救う仕事に自らの将来を懸けてみたいと考え医師を目指しましたと話した。こころざしの高い彼の発言を頼もしく聞いていた。この日の五時間余りの往診に付き合ってくれた彼に、在宅医療＝「治らないことから始まる医療」の現場があることも知っておいてほしいと告げた。

そこでは病気の治癒という患者と医療者の共有できる達成感はない。在宅医療にかかわる私たちは、患者にとって人生の最終場面に出会う数少ない「他人」である。であれば人生の最終場面を生きる中で、患者が私たちと出会ってよかった、体は不自由でも満ち足りた気持ちで住み慣れた家で過ごし、最後は家族に看取られて人生を終える。患者を囲み最後まで家族と私たちが力を合わせて看取れた。それが私たちの達成感である。そのようにありたいと日々努力している。患者と家族とともにめざす在宅医療は、

やさしさは「見えない薬」、やさしさは寄り添うこころ。

以って瞑すべし。

●人としての聡明さ

医学生がクリニック見学実習に訪れた。私の同僚医師の娘さんだ。今年晴れて国立大学医学部と最難関の私立大学医学部に合格した。国立大学に行く理由は、その方が環境の異なる多様な学生に出会えると思うからとのこと。謙虚な中にも、たのもしい選択だ。

わたしは彼女に話した。あなたは受験学力の頂点を極めた。若い人にとって「頭が良い」という言葉の意味は「受験学力」とほぼ同義のように使われている。それが優越感、劣等感を生む尺度になっている。しかし大人になって世に出て思うのは、このような「頭の良さ」は社会格差の要因ではあるが「人としての聡明さ」とは無縁であることだ。

この社会には「人としての聡明さ」を持つ人々は学歴、年齢、職業、貧富に関わらずたくさんいる。そのことに気付くことが大人になるということである。これから医学を医療を学ぶ中で患者や家族の「人としての聡明さ」に触れ、学び、一歩一歩身に着けていくことが臨床医の成長には欠かせない。

たとえば在宅患者で一〇三歳になる安江さんというご婦人がいた。ほとんどしゃべらない。寝たきりＡＤＬ全介助で、家では同居の娘さんが世話をしている。食事の世話から体の清拭、着替え、デイケアの送り出しなどなど毎日のことだから、七〇過ぎた娘さんの介護負担も大きい。しかしイヤな顔ひとつ見せず愛情豊かに世話をされていた。安江さんは時々私どものショートステイを利用される。ショートステイ中に出会ったので聞いてみた。

「家の方がいいですか」

すると安江さんが答えた。

「お互いの骨休め」

ショートを使うのは私と娘、二人の骨休めと言う。日々世話をしてくれている娘さんへの気遣いと、自らの気疲れを指しているのであろう。聡明な人だなあと思った。

さてこの日の往診。一五軒目はパーキンソン病で寝たきりのおばあさん。信貴山の中腹なので車で行くのも大変だ。家の前に樹齢一〇〇年と言われる桜の木が植えてある。すでに開花し満開まぢか。花を眺めながら家に入る。

「晴美さん来ましたよ。遅くなってごめんね」

ベッドサイドで声をかけた。晴美さんはいつものように眉にしわを寄せている。しんどいと訴える。身の置き所がないような不全感があるのだろう。からだのことに話題が集中するときりがないので話題を変えた。

「家の前の桜きれいですね。まだ下の方では咲いていないのに、どうして早く咲いたのでしょう」

晴美さんが答えた。

「私のために」

そう言って少し笑顔を見せた。眉間のしわが消えていた。機知に富んだ答えに私は医学生と目を合わした。

●みんなの健康

コロナウイルス感染対策として、私たちのクリニックの現状を記す。

クリニック入口の横の部屋を「発熱者外来」として発熱者専用の診察場にしている。患者さんと医師看護師の間を透明シートで仕切り、診察と検体採取はディスポのキャップ、ゴーグル、マスク、手袋、上衣を装着する。今まで五人程度診たが、幸いＰＣＲ検査までいった患者はない。クリニックフロントにも透明シートを設置した。朝礼の前に医療・介護部門の全職員が検温と自覚症状を一覧表に書き入れ、師長がチェックする。うがい、手洗い、マスクは全職員が励行する。診察室では、換気、患者診察ごとの手指と聴診器のアルコール綿消毒など。待合室のソファーにも間隔を開けて座ってもらうように目印をつけている。電話再診も一単位五人程度ある。そして何よりも大事なのはクリニック滞在時間を短くすること。一時間以内を目標に、受付、診療、会計がスムーズに進むように努力している。慢性疾患患者だけなら何とかなるが、急性疾患などで他院への診療情報提供書を書いたり救急搬送などが入ると、テンポが落ちてしまう。難しいところだ。

今日の往診でも「コロナ」が話題になった。この地区のどこそこの大学生がヨーロッパから帰ってきて感染していたそうだ。誰それさんは例の豪華客船に客として乗っていた。それだけで白い目で見られる。地域の婦人会ではそんな話題で持ちきりだそうだ。まるで犯人捜し。地域に住む誰かが発病すると「怖いもん持ち込まんといてほしいわ」

患者が加害者、地域住民は被害者という構図ができてしまう。

「いやな風潮ですね。でも、きっと病気に対する恐怖心がそうさせているのでしょう。空気感染するわけではないから、近所に患者が出たからと言って、びくびくする必要はありません。飛沫感染、接触感染を避けるために、外出時のマスク、帰宅時のうがい、手洗い、いわゆる『三密』を避けるを、家族みんなで、ご近所もみんなで、地区のみんなで実行すれば、その地区にはコロナは広がりません。『みんなが』というのがポイントです。

大変さを共有し、いたわり励ましあい『手作りマスク』を作ったり配ったり、電話をかけあったりされています。『犯人捜し』などせずに、一人で悩まず、『みんなの健康』をみんなの力で守るということが大切ですね」

コロナウイルス感染の世界的な広がりを受けてＷＨＯの会見などでパブリックヘルスという言葉がしばしば出てくる。日本語では公衆衛生と訳されているが、直訳すれば「みんなの健康」だ。

コロナウイルスという疫病に対し、いま求められていることは、世界の人々が、国を超え、人種を超え、さまざまな格差を超え、「みんなの健康」を一人一人の努力の集積、連帯によって守っていこうということだ。

この営みが実現できれば、世界の民主主義の前進に裏打ちされた、新たな世界秩序が生まれる萌芽に連なると考えるのは、いささかナイーブに過ぎるだろうか。

●みんなの健康　その二

コロナウイルス感染は依然全世界で猖獗《しょうけつ》を極めているが、それでもいくつかの国では感染ピークが超えたとされ、新規発生患者数が激減している国も現れている。感染拡大防止対策が成功したと思われる国々だ。韓国、台湾、中国、シンガポールなど。これらの国では遠からず終息宣言が出されるかもしれない。しかしそれは根絶ではない。あくまで国境を閉じたままでの「終息」であり、いわば「鎖国」下の終息にすぎない。状況を維持しようとすると厳重な入出国管理の継続が必須である。

では、人とものの国境を越えた交流が回復する真の終息宣言は、どんな状況で可能であろうか。それは世界のすべての国と地域でコロナ感染拡大が収まる状況が達成できるかにかかっている。その方策として第一に治療薬、ワクチンの開発に成功することであり、第二に人類の大多数がコロナウイルスに感染し免疫を獲得するときを待つということである。後者の例として一〇〇年前のスペイン風邪の例では、世界で二億人が感染し二千万人が死亡したと推定されているが、終息までに二年を要した。ワクチンも治療薬もない時代のことであるから、終息の原因は人類の免疫獲得が主であろう。しかしこれはあまりにも犠牲が多すぎる。

そこで第一の選択、治療薬、ワクチンの開発ということになるが簡単なことではない。ワクチン開発をめぐっては米国、欧州の製薬企業、中国がしのぎを削っているが、多額(数千億円といわれる)の資金の問題と開発までに一年はかかるといわれているため、開発のめどが立っているとは言えない現状だ。治療薬については、新規開発はさらに困難が多い。創薬の方法論の確立、医薬品候補化合物の創出、動物実験、臨床試験、安全性の確認など、薬として世に出るには通常は一〇年程度を要する。そこで既存薬物のコロナウイルスへの効果判定が世界の多くの機関で試みられている。いくつかの薬物でデータが報告されてきているが、まだ効果が確立したものはない。現実的な見通しとしては、重症化をある程度防止できる効果が確立した既存薬を探し出し、臨床に導入し「医療崩壊」を何とか食い止めつつ、ワクチン開発を待つということであろう。

しかし問題は、このような薬やワクチンがそれらを必要とする患者に提供されるかということである。それが薬であれワクチンであれ、商品（それも極めて高価な）である以上対価が支払われるめどがなければメーカーは製造しないしできない。それが自費ないし保険制度で対価が支払える人のみの恩恵に留まるとしたら、コロナウイルス感染のパンデミックを食い止めることができないことは自明である。ワクチンや薬が必要とされる圧倒的な数の人々に無償で提供できる世界的なシステムの構築なしには、パンデミックは終息しない。

世界の国々がコロナ対策分担金をＷＨＯに拠出することでコロナワクチンや治療薬の無料配布を実現することができれば希望の光は見えてくる。ＷＨＯ分担金を引き揚げる決定を下した大国がある中では、このような考えはナイーブに過ぎるかもしれない。しかし他に有効な方策はあるのだろうか。私は人類の聡明さを信じたい。それは、コロナウイルスという疫病に対し、世界の人々が、国を超え、人種を超え、さまざまな格差を超え、「みんなの健康」を一人一人の努力の集積、連帯によって守っていこうという意志と行動である。

●救急車のサイレン

午前の診察中、訪問看護師から電話が入った。

「血尿が出ています。バイタルサインは変わりありませんが、貧血が進行しているようです。画像送りますから見てください」

ラインで送られてきた画像を見た。血尿はオムツ内に暗赤色中等量。昨夜は頻回の尿意でほとんど寝ていないとのことだった。

「外来終わり次第すぐ往診に行くから」

往診患者の信之さんは泌尿器系のがんで多発転移もあり、抗がん剤治療を受けている。入院中から食欲は低下していたが、退院後ほとんど食べられなくなった。体力も急速に低下し、退院時屋内歩行できていたのが、一週間ほどで起坐困難となった。症状の急激な変化に信之さんも主介護者の奥さんも戸惑うばかりだった。血尿も持続し排尿困難となった。末梢からの輸液路確保も難しいケースだ。このまま在宅緩和医療に移行するには、治療面でも、患者・介護者の心理面でも無理があると考えた。病院主治医と連絡を取りながら仕切り直しのため緊急入院を依頼した。

信之さん宅について診察を終え、信之さんと奥さんに話した。

「血尿の処置と体力回復の効果的な輸液ができるように短期の入院としますね。病院とは連絡とってありますから救急車で搬送します」

「おねがいします」

奥さんはほっとした表情を浮かべた。救急車を呼んだ。

ほどなく遠くから近づいてくる救急車のサイレンが聞こえてきた。そのとき、ベッドに横たわる信之さんが私の目を見て口を開いた。

「このまま死ぬんやろうか」

「……」

とっさのことでわたしは言葉を失った。

「帰ってきたらまた診るからね」

信之さんの手に手を重ね、私はそう言った。それしか言えなかった。

信之さんと奥さんが同乗した救急車を見送って往診車に乗り込んだ。クリニックへの帰路、看護師のいけちゃんに聞いてみた。先ほどのことを話し、

「いけちゃんだったらどう言う?」

「私はねえ。人間誰でもいつかはお迎えが来る。そのときまでがんばり。わたしらが応援するから」
そう言って、にっこり笑った。

●否定することの困難さ

枕元の携帯電話の呼び出し音で目が覚めた。〇時二〇分。一一時半ごろに寝たから寝入りばなで眠い。看護師のいけちゃんからだ。道夫さんが三八度の熱があり、ゼイゼイと咳き込んでいると奥さんから電話があったとのこと。五〇分後にクリニックで落ち合うことにして電話を切った。

道夫さんは微熱と咳、血痰が主訴で二日前にクリニックを受診した。一週間ほど前より症状があり、近医で感冒薬を処方されるも改善せず、耳鼻科受診でも異常は指摘されず、内科で胸部レントゲン検査を受けるようにと言われ当院に来たとのこと。クリニック入口脇の「発熱者外来」に待機してもらい、同僚の医師が診察したが、レントゲン写真で肺に浸潤影あり肺炎と診断、精査のため生協病院「発熱者外来」に搬送した。

胸部ＣＴにて両側の肺炎を認め、ＰＣＲ検査を実施し、抗菌剤処方後いったん自宅待機にしたとの連絡が入った。昨日病院からＰＣＲ陰性との報告が入り安堵していたのだ。クリニックから状態を伺う電話を入れたときは熱も下がり状態も落ち着いていた。

高速道を走りながら、昨夜見たテレビで、ＰＣＲ検査が陰性だった患者が死亡後ＰＣＲ再検査で陽性が判明したとの報道を思い返していた。クリニックに着いた。すでに看護師は往診の準備をしていた。

「サクシゾン点滴、酸素ボンベも用意して」

ガウン、マスク、フェイスシールド、手袋を装着しお互いに確認した。

患者宅に急ぐ。道夫さんは座敷で布団の上に座っていた。

「どうですか」

「大丈夫」

体温は三七度台。経皮酸素飽和度も正常範囲、喘鳴は消失していた。通常なら肺炎でもバイタルサインが安定していれば在宅で抗生剤点滴で経過を見るところだ。しかしコロナ感染症拡大が憂慮される現状ではＰＣＲ陰性であっても、両側肺炎、熱発、喘鳴となれば病院への救急搬送、ＰＣＲ再検査以外の選択肢はない。

救急搬送依頼の電話をかけた。病状を話すと救急隊では判断できないから保健所への電話を指示された。新型コロナ電話相談窓口は明るく親切に対応してくれた。

「搬送先を選定し救急車を向かわせます。しばらく待機願います」

これからが長かった。

そもそも在宅患者の入院治療について在宅主治医は何の権限も持っていない。ひたすら受けてくれることを期待するだけだ。入院治療が必要と判断する患者の診療情報を提供しても受けてくれるとは限らない。空床がなければ受けられないのは当然だが、空床があっても疾患や病状によりその判断はまちまちだ。少しでもコロナ感染症が疑われると搬送先が限定されてしまうのだろう。そんなことを考えているとき電話があり、ほどなく救急車が到着した。四〇分経っていた。

頭の先から足もとまで感染防護服で身を固めた救急隊員が現れた。

「ごくろうさま」

機敏に患者を救急車に収容し、奥さんが同乗した。病院担当医宛の診療情報提供書を手渡した。救急車はコロナ対応病棟を持つ基幹病院へ向かっていった。二人でテールランプを見送った。駅伝選手がタスキを渡すときのように、ほっとする瞬間だった。

時計は午前三時三〇分になっていた。クリニックに戻り「お疲れさん」といけちゃんに声をかけクリニックの休憩室で仮眠した。

翌日の勤務を終えた帰路、電話が入った。いけちゃんからだ。

「道夫さん、ＰＣＲ検査陰性だったって」声が弾んでいた。

「よかったね」

両側肺炎の患者を新型コロナ感染症と診断し適切な入院治療を行うことの大変さは周知のことであるが、両側肺炎の患者を新型コロナ感染症ではないと診断し、適切な入院治療につなげることも大変な困難を伴う現実である。

●励ましあうかたち

往診患者、健三郎さんは脳卒中をわずらい介護施設に入所中だが、この新型コロナ流行で施設は面会禁止。家族も面会できない。奥さんも二カ月、夫の顔を見ていない。この間、自宅で一人暮らしだが、ひとりでコロナ報道に向き合うのが不安で寂しくてたまらないとこぼされる。夫のことも気になるので毎日電話をするそうだ。

「電話口で夫が好きな日本の歌を歌うの。ふたりで声を合わせてね」

「でも途中で止まってしまうことがあって、歌詞を忘れたのかしら」

「奥さん、ご主人に毎日はがきを出してみたら。歌の歌詞を書いて。きっと喜ばれるよ」

●最後の収穫祭

私のクリニックは大阪の東部、「信貴山縁起《しぎさんえんぎ》絵巻」で名高い信貴山の山裾に位置する。この地は昔から「河内」と呼ばれ、江戸時代から河内木綿の産地として有名だった。明治以降は製糸、紡績業なども盛んになったが、戦後は外国産に押され急速に市場を失い、木綿畑も元の水田や畑に戻っていった。しかし後継者がない農家は次々に土地を手放し、住宅や小工場に代わった。

休耕田となった農家の農地は、財産保全の方策で「貸農園」として市民に貸し出すことも多くみられる。何人ものにわか百姓が土づくり、畝づくり、種まき、収穫まで先輩の指導や自分なりの工夫で少しずつ腕を上げていく。週末になると賑やかになる。収穫期は大変だ。自分の家だけでは食べきれないから、近所に配ったり子や孫を呼んで料理をしたり持って帰らせる。それが年中行事となっている。

がん末期の往診患者信之さんは、三五年前に農園を借りた。家から二、三分の距離にある。サラリーマンだったから、仕事が終わって帰宅してから毎日畑に出た。休日は終日畑仕事。定年退職後は毎日朝から畑に行くようになった。規模の小さい専業農家のようだ。

土づくりから始め、野菜や果物を作付け計画表に沿って季節ごとに植え付ける。研究熱心な信之さんは肥料にもさまざまな工夫がある。孫に甘いスイカを食べさせたいと春先にカニの甲羅や脚をすりつぶし土に混ぜる。毎日畑に通い、土を耕し水をまき、肥料をやり、収穫を子や孫に、ご近所に分け、ともに食べる笑顔が日々の喜びだった。

今年に入り、畑の周囲に分譲住宅が建ち始めたとき、突然、地主から六月で貸農園の契約は終了すると告げられた。残念なことだが仕方がない。家族で最後の収穫祭を六月にすることにしていた。

信之さんの病状が悪化し、ここ一、二カ月は畑に行けなくなっていたが、毎日畑の様子を気にかけていた。退院し在宅医療を再開した信之さんは、徐々に衰弱が進み、ベッド上生活となり、ほとんど口がきけなくなった。家族で相談し収穫祭を早めることにした。

その日、家族一同が集まり、畑に行く前に信之さんに声をかけた。往診に来ていた私たちも声をかけた。

「信之さん、今日は信之さんの畑の収穫祭。子どもさんも孫もみんな来ているよ」

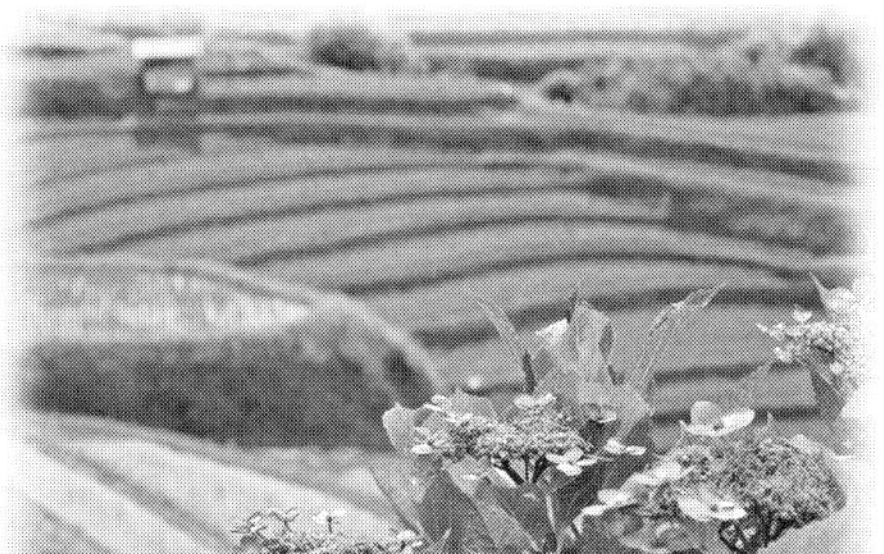

千早赤坂村の棚田と紫陽花

「信之さん、野菜いっぱい作ったね。スイカやイチゴも作ったんですね」

「スイカ、イチゴ」かすかな声で信之さんは答えた。すでに目は見えない。信之さんの脳裏には畑のスイカやイチゴが浮かんでいたに違いない。

信之さんがわなわなと手を虚空に突き出した。その手を孫が握った。

「おじいちゃん」

きっと信之さんは孫にスイカとイチゴを手渡そうとしたのだ。

収穫された野菜も果物も口にすることなく、翌日信之さんは家族みんなに看取られて自宅で息を引き取った。

心優しい家族とともに人生を生きたこと。このことが信之さんにとって、なによりの人生の収穫であった。

●古いアルバム

脳卒中で身体の不自由な平蔵さんは、かっとなった奥さんから足蹴にされて叫んだ。

「虐待や、警察に電話するぞ」

奥さんも負けていない。

「したらええやないか。ブタ箱に入ってやる。そのかわりあんたは老人ホーム送りや」

往診のときのほとんどの会話は奥さんが仕切る。話題は身体の不調と生活の困窮、隣近所や福祉担当者への悪口、そして一番多いのは夫の悪口。「まあまあ、そこまで言わずに」となだめても聞かない。無口な平蔵さんは憮然とした顔で黙って聞いている。

平蔵さんが肺炎で救急病院に搬送されてから症状は一進一退を繰り返していたが、心不全を合併し危篤状態になった。そのことを主治医から告げられた奥さんは、私たちに電話をかけてきた。半狂乱と言ってよい取り乱した口調から、ご主人への思いが伝わってきた。その後、奥さんは毎日病院に面会に行き、すでに反応の乏しくなった平蔵さんを励ました。「また明日」と帰った翌日未明に病院から電話が入った。病室に入った奥さんは平蔵さんの身体にすがりついた。「あんた」と叫んで身体を揺らした。心停止を示していたベッドサイドの心電図モニターの波形が揺らいだ。

「心臓が動いている。先生助けて」

主治医がなだめ、臨終を告げた。

奥さんからクリニックへ電話が入った。

「生活保護やから通夜はでけへんと言われた。葬儀場で明日葬式の後、すぐ焼き場に行く。今晩は家で私ひとりやから寂しいので誰か来て」

看護師のいけちゃんとゆうこと一緒に診療の終わった後、平蔵さんの家を訪ねた。今日はパンを少し食べただけと言っていたので、途中のスーパーで折詰の寿司とお茶を買っていった。

五〇％割引の値札シールはそっとはがしておいた。悄然として居間に座る奥さんにお悔やみを言い折詰を手渡した。

一週後奥さんの往診に行った。わたしたちは仏前に手を合わせ奥さんをねぎらった。奥さんは古いアルバムを出してきて夫との日々を語ってくれた。「男前やろ。見たって」

その嬉々とした表情は、はじめて見るものだった。大型トラックを前にした偉丈夫の平蔵さんがいる。平蔵さんと奥さんと家族で撮った写真、しあわせの気分が伝わってくる。

夫婦は平蔵さんの病気を契機に生活の糧を失い、家族関係が破たんし貧困の淵へ突き落とされた。奥さんは日々の生活のストレスを夫に当たることで晴らすようになったのだ。

そんな平蔵さん夫婦を日ごろから見慣れてきたわたしたちは、平蔵さんの最期に奥さんの本音を知った。「生きているうちにもっと優しくしてあげたらよかったのに」と思ったが、そんな心の余裕はなかったのだ。夫への優しさは心の底に隠れていた。

「名もなく貧しく美しくもなく」生きざるを得ない現実。

現代社会の貧困が迫る酷薄さを知った。

●黄色い涙

この五日間で二人の在宅患者を看取った。

四〇歳の恵子さんは肝臓がん末期で、黄疸が全身を黄色く染めている。腹水と全身の浮腫で数日前から起き上がれなくなっていた。ベッドよりずり落ちたが自力では立てず、四人がかりでベッドに担ぎ上げたこともある。むくんだ手足や腹水のたまってはちきれそうになったおなかと違って、顔だけはやせ細り、黄色く染まった眼で私たちを見つめた。意識ははっきりしていたから、そんな自分の顔を人に見せたくないと言って、たえずマスクか手拭いで自分の顔を隠していた。酸素マスクが必要になってからも、マスクの上から手拭いをかけていた。

痛みが強くなってきたため少量の鎮痛剤を処方した。徐々に意識障害が始まり譫妄《せんもう》状態になった。肝性昏睡だ。

種々の理由で戸籍も住民登録もなかった恵子さんは、医療保険も介護保険も生活保護をはじめ社会福祉制度、あらゆる公的セーフティネットが使えない。そんな恵子さんの在宅療養を支えるため、クリニックの師長いけちゃんが毎日看護に当たった。恵子さんはこの

「文化住宅」の一室で八〇歳に近い「じっちゃん」と同居している。といっても血縁はない。夫婦でもない。行き場のなかった恵子さんを引き取り、じっちゃんは働きながら生活を支えてきた。恵子さんのことを「ねえちゃん」と呼ぶ。

譫妄状態が収まり穏やかになった。顎をしゃくりあげる下顎呼吸が始まった。死期が近いシグナルだ。

「なんかきれいなもの見える?」

いけちゃんが聞いた。

「見えへん」

恵子さんが答えた。それが最後の言葉だった。

「ねえちゃん、ようがんばったな」

弱々しい下顎呼吸の恵子さんに、じっちゃんが涙声で語りかけた。いけちゃんも声をかけた。

「恵子さん、ようがんばったね」

声にはならなかったが、恵子さんの眼からひとすじの黄色い涙が流れた。

呼吸停止の報を聞いてかけつけた。心停止、呼吸停止、対光反射消失を確認し臨終を告げた。

死後の処置をすませ、最後にいけちゃんは恵子さんの土色の顔に薄く頬紅を塗り、ルージュを引いた。

「恵子さん、きれいになったね」

恵子さんとじっちゃんは、二〇年間この社会の底辺を「疑似家族」として生きた。その生活はこの日終わった。ここにはどんな家族にも負けない人としてのきずながあった。

●遷延性意識障害

日本救急医学会の定義によると、疾病・外傷により種々の治療にもかかわらず、三カ月以上にわたる、①自力移動不能、②自力摂食不能、③糞便失禁状態、④意味のある発語不能、⑤簡単な従命以上の意思疎通不能、⑥追視あるいは認識不能の六項目を満たす状態にあるものをいう（脳神経外科学会1976）。慣習的に植物状態ともいう。その原因疾患としては、頭部外傷による脳挫傷、脳梗塞、脳出血、くも膜下出血、低酸素脳症、脳腫瘍、脳炎、髄膜炎などが挙げられている。

現在、私のクリニックの在宅患者一〇五人の中で五人が現在その状態にあり、過去において、三年間脳挫傷による遷延性意識障害があり現在は改善している一人を加えると六人となる。原因疾患は、くも膜下出血、筋萎縮性側索硬化症＋低酸素脳症、脳挫傷、前頭・側頭葉萎縮症、進行性核上性麻痺、脳炎である。

これらの患者さん、ご家族の在宅療養を日常的に支援している中で私たちが学び取った事柄を記す。第一に、患者さんの意識レベルは日々刻々に変化するということ。それはしばしばサーカディアンリズム（二四時間昼夜のリズム）とは無関係であること。第二に、意識レベル改善の兆候をつかむためにはきめ細かい観察が必要であり、介護にあたっているご家族から教えられることが多々あること。第三に、意識レベル改善の兆候すなわち声掛け、ボディタッチなど介護者の働きかけに対し反応があることは、介護者の限りない喜びであるとともに、介護意欲の源泉になっているということ。第四にそれがどんな些細な反応であっても聞き流したり、そんなわけがないと無視しないこと。第五に患者さんにかかわる私たち医療介護チームが情報を共有し、それぞれのサービス時間に患者さんに働きかけること。

わたしは遷延性意識障害患者の世界を想像する。霧の立ち込めた夜の街。ここがどこなのか自分はどこに行けばよいのだろうか、そこに一条の光が射し込んでくる。「おはよう」あっ、娘の声だ。「おはよう」と返した。また霧が立ち込めてきて光と声は消えた。

遷延性意識障害からの回復は極めてまれであり、脳挫傷、脳血管障害など非進行性疾患に限られる。進行性疾患にあっては、病気の進行に伴い意識障害も重度化する。しかし、どんなに重い障害を持っていても、患者さんが家族として人として生きているというあたりまえの事実を私たちがご家族とともに共有し、それにふさわしい医療と介護を提供していかなければならない。

●ほほえみ

「先生見て、おかあさんが笑ったの」

日夜介護にあたっている娘さんは、そう言って私の前にスマホを差し出した。三カ月前に往診を開始して初めて見る陽子さんのほほえみだった。

突然ふらつきが出て歩行が困難となった陽子さんは、いくつかの病院を受診し、希少難病（希少難治性疾患）の中でもとりわけ発症率が低い難病の診断がついたのは、発症から三カ月たっていた。その間も脳炎症状は進行し、私たちが依頼を受け往診を開始したときには、すでに歩行不能、発語不能、摂食不能、失禁、ＡＤＬ全介助だった。紹介病院から提供されたＭＲＩ画像では大脳皮質の広範な炎症がみられた。病院に依頼しポートを埋め込み、中心静脈栄養を開始した。

コロナ「非常事態宣言」が解除されたある日、花を見せてあげたいねということで郊外の植物園に行くことになった。陽子さんと家族一同、医療班として訪問看護師と私が同行した。植物園では色とりどりの花壇の間を娘さんが車いすを押した。クレマチスとバラが咲き誇っていた。頃合いを見て看護師が痰を吸引した。大温室では熱帯植物の花を眺め、ベランダの喫茶コーナーで休み、娘さんが小さじですくったソフトクリームを陽子さんの舌の上に置いた。しばらくして陽子さんは嚥下した。

「次は抹茶味」そう言って、もうひとさじ舌の上に置いた。陽子さんはまた、ごっくんと飲み込んだ。

「おかあさんソフトクリームの味わかった？」しかし陽子さんの反応はなかった。たのしいひとときを過ごし家に戻った。

陽子さんがほほえんだのは、その数日後という。娘さんは、

「おかあさんはね。楽しかった外出のことを思い出していたと思います」

次の往診の日、娘さんが生き生きとした表情で私に語りかけた。

「おかあさん、朝おはようと声を掛けたら『おはよう』とはっきり言った。おかあさんがしゃべったの何カ月ぶりかしら」

「ほほえんだ」エピソードも「おはよう」もそれっきりだった。どちらも私の直接の体

験ではない。なぜそのようなことが起こったのか、神経心理学的説明も私にはできない。しかし、「ほほえみ」も「おはよう」も心身の快い環境がないと生まれてこない反応であろう。私たちが努力すべき目標は、患者に「心身の快い環境」を作ることであり、たとえ最重度の障害を持つ患者であっても、それは例外でない。つぎの「ほほえみ」と「おはよう」に出会えるように。

●じゃんけんと指相撲

在宅患者のむつみさんは、くも膜下出血後脳梗塞、水頭症で重度の意識障害と右片麻痺があり、寝たきり、尿便失禁、ADL全介助である。意味のある自発語は見られない。メージュ症候群と呼ばれる開眼困難があり、両目は常に閉じている。経口摂取はできないから胃ろうによる経腸栄養を継続している。主介護者のお姉さんがむっちゃんと呼ぶから、私たちもむっちゃんと呼んでいる。

「先生、むっちゃんねえ、じゃんけんができるの」

クリニックの看護師のりすみが嬉しそうな顔をしてそう言った。

「私がむっちゃんの右手を握って、じゃんけんポイと言うとチョキを出すの」

「チョキだけ？」と聞いてみた。

「たまにパーも出すことがあるけど、ほとんどチョキだけ」

ふーん、不思議なこともあるもんだなあと思っていたが、何日かしてまたりすみが言った。

「むっちゃんね、指相撲もできるの」

これは反射的な動作ではない。ルールが理解できていないと、じゃんけんも指相撲もできないはずだ。聴覚的理解力が残っているということを表している。いつもできるわけではない。できないときの方が圧倒的に多い。しかしできるときがあるのだ。濃い霧が晴れて一条の光が差し込む瞬間に反応する脳活動がある。嬉しい気持ちがこみ上げてきた。

「へー、すごいね。今度往診に行ったら写真を撮ろう」

在宅医療のなかでさまざまな体験があるが、少し大げさだが感動を分かち合う一瞬だ。では、どうしてむっちゃんの遷延性意識障害という脳の深い霧が一瞬にせよ晴れたのだろうか。私はりすみがそうしたように、重度意識障害の患者であるむっちゃんのケアにあたって手を握って呼びかける、すなわち触覚刺激と聴覚刺激を同時に与えることに意味があるかもしれないと思っている。そして、介護分野で導入が進んでいるエマニチュードの手法との関連を考える。患者の心の琴線に触れる看護、介護とは。

いやそうな顔

往診患者幸江さんは、六年目の在宅生活を送っている。筋萎縮性側索硬化症で在宅人工呼吸、胃ろうよりの経腸栄養実施中である。在宅療養の経過のなかで急性呼吸不全発症し救急病院搬送。急性期治療を実施したが、意識は戻らないまま退院となった。病院からの診療情報には、画像にて皮髄境界不鮮明、低酸素脳症による高度意識障害が残存すると診断されていた。

私は意識障害だけでなく、広範な大脳皮質機能の障害すなわち認知機能の障害の合併を心配した。

筋萎縮性側索硬化症は病気の進行に伴い、四肢体幹の筋萎縮筋力低下により起居動作が不能になり、呼吸筋麻痺により呼吸不全になる。構音嚥下障害により、しゃべれなくなり食べられなくなる。さらに障害が進めば、眼輪筋（眼球を動かす筋肉）以外の全身の随意運動はできなくなる。人工呼吸器管理、経腸栄養により療養が長期になると、眼輪筋の随意運動も障害される。しかし意識障害はなく、一般に認知機能も障害されない。

このことに関し印象的な体験がある。私たちは神経難病の在宅患者宅で毎年年末コンサートに伺っている。ヴィオラ、オカリナ、キーボードなどの楽器の演奏、みんなで歌を歌った。生協病院の医師が主治医の筋萎縮性側索硬化症で寝たきりで在宅人工呼吸中の春樹さん宅で、演奏が終わったとき春樹さんの目から涙が流れ落ちるのを見た。私たちの演奏を聴いて春樹さんの情動が強く刺激されたのだろう。

退院時の幸江さんは眼球の随意運動もできない状態であった。その年の年末、幸江さん宅で恒例の年末コンサートを開いた。幸江さんの目から涙は流れ落ちなかった。

それから四年経った。週一回の定期往診を続けている。往診の際、私たちは幸江さんに声掛けをする。ほとんど反応はない。それでも頻繁に声掛けをする。そんなとき、主介護者のご主人が言った。

「この人はねえ、わかっているんですよ。採血をされるときとか、私が外出するときとか、いやそうな顔をするんですすよ」

「そういえば以前、口の中に腫瘤ができたとき往診に来てくれた歯科の先生が、がんかもしれないから生検が必要です、と幸江さんのベッドサイドで大きな声で説明されたときも」

「そうそう、あのときもね」不安げな顔は私も覚えている。

先日ご主人が自転車事故で尾骨を骨折したときも、その近くで自転車で転倒し亡くなった人もいるとご主人が話すと、幸江さんは驚いたように目を見開き、血圧も上がった。聞いているのだ。

いやそうな顔を言語化するのは難しいが、日夜介護に当たっている家族や頻繁に訪問する訪問看護婦の間では、この「いやそうな顔、驚いたように目を見開く」反応はコンセンサスになっている。

外部からの刺激に対し、反射ではなく適切な反応（それが意思にもとづく随意運動でなくても、たとえば状況に即した情動運動であってもよい）があれば、一定の認知機能は維持されていると考えてよい。意識障害が高度であると、認知機能が維持されていても外部からの刺激が脳の種々の認知領域に届かない。では、意識障害患者と認知障害患者の区別はつかないのか。そんなことはない。意識障害は変動する。深い眠りと浅い眠り。それは深く立ち込めた霧の中と霧が晴れ淡い光が差し込むときが混在しているかのように、意識障害患者の反応は変動する。しかし認知障害患者は、認知障害の程度に応じて反応は一定である。「いやそうな顔」反応は、幸江さんの意識レベルの変動の中で淡い光が差し込むときがあり、そのときには外部刺激に対して聴覚的理解が成立すること、すなわち一定の認知機能が維持されていることを示唆していると思う。

意識障害のある患者さんにも、しっかりとした声掛けが大切だ。そして患者さんの示す些細な兆候を見逃さないこと。在宅医療にあたる医師には「あれども見えず」なことが多々ある。介護にあたる家族や訪問看護師から教えられることに謙虚でありたい。

●はじめての言葉は「おかあさん」

脳挫傷の夏江ちゃんは、救急病院の急性期治療後、回復期リハビリテーション病棟に移った。重度の片麻痺と遷延性意識障害で発語発声なく随意運動はみられず、経口摂取不能で胃ろうよりの経管栄養実施、尿便失禁、寝たきりＡＤＬ全介助だった。一年間の長期入院だったが、回復の兆しは認められなかった。退院後、当院から定期往診を開始した。当初の一年は積極的に話しかける、訪問リハの指導で端坐位を取らせる、デイサービスに通所を開始するなどの取り組みを続けたが、表情に乏しく刺激に対する反応もみられなかった。

発症三年目、開眼している時間が長くなり、追視が見られ、呼びかけに対し笑顔や何か言いたそうな表情が見られるようになったが、発声、発語はなかった。発声発語の前提に随意的な呼気、息を吹くことが必要と考え「吹き流し」をくわえて吹くように促した。何日もかかって徐々に吹き流しが吹けるようになった。あたかもそれは乳児が与えられたおもちゃを手に取り、口にくわえ、何回も繰り返し遊び方を自ら学ぶように見えた。

ある日、お母さんがベッドサイドで夏江ちゃんに声をかけたとき、突然、

「おかあさん」そして「ありがと」と声を出した。

発症から三年、夏江ちゃんの初めての声だった。

それからは言葉の量が増えていった。壁に貼ってあるカレンダーの文字を読んだ。健側の手で字が書けるようになった。

「この子はわかっていたのです。声が出ないから、そのことを私はわからなかった。わからないと思って接していた。それが申し訳なくて」

夏江ちゃんの前に立ち込めていた霧が三年かかって晴れてきたのだ。三年後の目覚め。

それから九年目、私たちは月二回夏江ちゃんの家に往診に行く。相変わらず夏江ちゃんはベッドで寝ている。

「夏江ちゃん、こんにちは」私は同行した看護師を指さし、夏江ちゃんに聞く。

「この子はだあれ?」

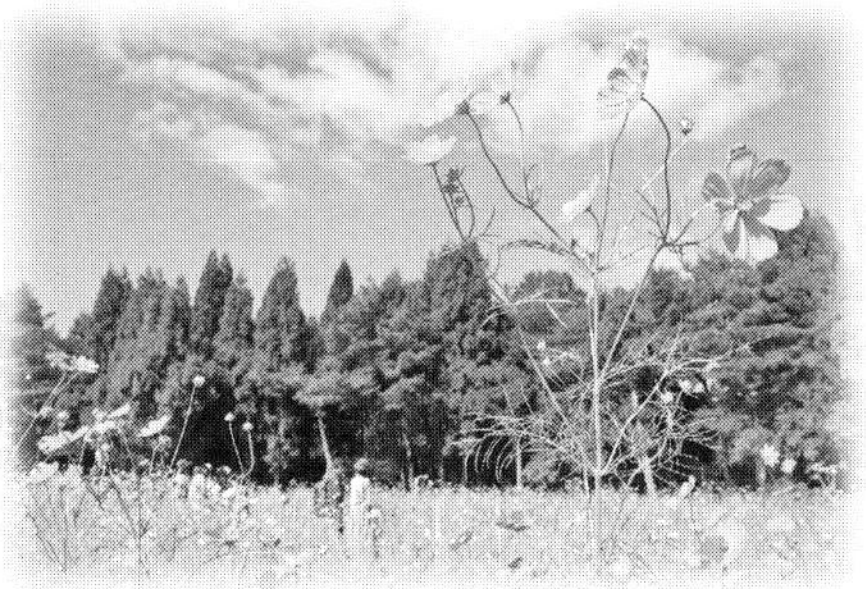

コスモス畑

「りすみちゃん」

「あたり」

お互いに笑いあう。記憶に障害があり新しいことが覚えられない夏江ちゃんは、しばしば間違う。

「この子はだあれ?」

「忘れた」

お母さんが横から小声で、

「さっき教えたでしょ」

それが聞こえて、みんなでまた大笑い。

患者とコミュニケーションできること。家族にとって介護意欲の源泉になっている。

●親離れ子離れ

「さなえちゃん、お元気ですか」

さなえちゃんに声をかけた。

「うん」

「うんじゃないでしょ。はいでしょ」八〇になるお母さんが横から口をはさむ。

「はい」

このときは、たしかに「おかあさん」だった。

さなえちゃんは知的発達障害と重度のてんかんの持病があり、抗痙攣剤を服用している。ひととおり診察をすませたとき、お母さんが口を開いた。

「この子が昨日からグループホームに入所したのです。先だって一週間体験入所している間、家でひとりで寂しくて、私は五〇年間ほとんど一人でこの子を育ててきたのです。たまらなくなって施設に電話しました。電話口でこの子が言うのです。『おかあさん、がんばって。私はだいじょうぶよ』って、それを聞いて私は涙が出ました」

おかあさんはそう言い終え、目に涙を浮かべた。

お互いがお互いを必要とし頼りあってきた五〇年、さなえちゃんがおかあさんになった瞬間だった。

「よくがんばってこられましたね。昔デンマークの介護施設に視察に行ったとき、そこの施設長が言ってました。私たちは入所された方に必要な介護をすべて担当します。ご家族は愛情を注ぐのみ、と。おかあさん、これからは週末の外泊を楽しみにして身体を休めてくださいね」

そう言いながら釈然としない思いが残った。それは日々の大変な介護がお母さんの身に余る介護負担を生み出してきた半面、母子お互いの愛情をはぐくんできたという事実に思い至ったからである。

●更紗のワンピース

在宅患者みゆきさんは八〇代の夫と二人暮らしだ。血便があったため基幹病院で検査し、消化器がんステージ五の診断で、腸閉塞を防ぐための大腸切除手術を受けた。しかし腹腔内に転移巣は広がり、一部は腸管内に顔を出し少量の下血が続いていた。痛みはオピオイド投与でコントロールされている。基幹病院から予後二、三カ月と言われ退院し、紹介で私たちが在宅医療を担当することになったのだ。往診初日、みゆきさんとご主人のツーショットの写真を撮った。引き伸ばし額に入れて二回目の往診に持参した。ご夫婦に喜んでいただけた。

みゆきさんの悩みは食欲がないことと全身の倦怠感。退院当時は部屋の中は歩けていた。トイレも自分で行けた。そのうち悩みの中心は白内障で「目が見えないこと」に集中していった。往診のたびごとに目を閉じたままで目が見えない、つらい、眼科で診てもらい手術を受けたいと繰り返した。眼科に紹介状を書き、がん末期で全身状態も良くないが、患者のたっての願いで白内障手術のご検討を、としたためた。眼科からは八月中旬に手術をしますと返書が届いた。意をくんでくれたのだ。でも間に合うか、むずかしいと思った。みゆきさんとご主人は眼科の返事を喜んだ。生きる希望になったのだ。

しかし日に日に食は細くなり、倦怠感も強くなってきた。毎日、維持輸液の点滴をすることにした。それで元気が出たのは一週間ほどだった。ベッドから起き上がれなくなり、ギャッジベッドの導入と訪問看護を開始した。入院して緩和ケア病棟に入るか、在宅療養を継続するか、みゆきさんもご主人も悩んだ。私は対応できる医療内容にはそれほど変わりはないこと、自宅で看取ることのご主人の不安もよくわかるので一度緩和ケア病棟の見学もされたらどうか、どちらの結論であっても在宅療養を続けられる間は私たちのチームが精一杯お二人を支援しますと話した。

下血が始まった。次第に下血の量が増え、ある日突然大量の下血があった。訪問看護師からの連絡で臨時往診。傾眠状態で発汗している。血圧も低い。出血性ショックに近い病態だ。止血剤の点滴と輸液を開始し小康状態となった。

その日の午後、再度下血があり、臨時往診し、点滴を追加した。容態が厳しく今日明日と思います、ご親族には連絡をとご主人に告げた。

夕刻、大量の下血があったと訪問看護師から連絡あり患者宅に急いだ。途中、呼吸停止の報が入った。到着し診察のうえ臨終を告げた。穏やかな眠るような臨終であった。

ご主人はみゆきさんの胸に顔を伏せ身体をゆすった。

「みゆき、聞こえるか。聞こえたら声を出してくれ、聞こえるか」

そう言って泣いた。

「もういいよ。声を出さんでもいい」

そう言って手を握った。

訪問看護師とクリニック看護師が「エンゼルセット」で死後の処置を始めた。

ご主人と私はそこから離れ話した。みゆきさんの家は駄菓子屋だ。ショップミユキという。今でもお菓子の入ったガラス瓶が棚に並べてある。ラムネ菓子の入ったガラス瓶には一ケ一〇円、二〇円とラベルが貼ってある。何十種類あるだろうか数えられない。今は電気が消え、薄暗い店先には子どもの姿は見えない

「店を始めて四八年です。最初は家内が始めました。私は定年後から手伝いました。それからはふたりでがんばってきました」

「最初のころは子どもがいっぱい来て、店先には自転車があふれ隣から苦情が出るくらいでした。店も子どもでいっぱいで一〇円二〇円の細かい商いやから家内も大変でした」

「わたしの子どもも、孫もここに来てたんですよ」

手を動かしながら訪問看護師が合いの手を入れた。

「良くがんばったと思ってます。家内はそんな子どもたちの名前を手帳に書き込み覚えていました。店に来たとき名前を呼ばれたら子どももうれしかったと思います。家内は本当に子ども好きでした。近くにスーパーやコンビニができ、来る子どももだんだん減ってきました。病を得てから家内は昼間でもシャッターを閉めておいてと言うようになりました。しまいどころと思ったのでしょう」

駄菓子屋ショップミユキは、みゆきさんの命とともに店を閉じた。みゆきさんのライフワークだった。

死後の処置が終わった。ベッドの上のみゆきさんは藍色の更紗のワンピースを着ていた。

みゆきさんのお気に入りの服でご主人が用意したものだ。

「あ、このワンピースは?」

どこかで見たことがある。

「写真を撮ってもらった。あのときの服です」

そう言ってご主人が二階から額に入った夫婦の写真を持って降りてきた。往診初日に撮って差し上げたものだ。そこには藍色の更紗のワンピースを着て穏やかに微笑むみゆきさんの姿があった。

●最後の職場訪問

がん末期の在宅患者、斉藤博さんは、訪問開始から日に日に体力が落ちてきた。がんの痛みはオピオイドでコントロールされていたが、食欲不振と頑固な嘔気は強力な制吐剤も効果が薄く、終日ベッド上の生活が続いている。退院当初の笑顔は消えている。訪問する私たちにはともかく、主介護者の奥さんにはつらく当たるという。それはそうだろう。不快な自覚症状に加え、日に日に落ちる体力と気力にこれからの不安が重なる。声をかけてもほとんど目を開けない。

博さんには願いがあった。長年勤めた介護施設にあいさつに行きたい。最後の、とは言わなかったが、そこは以心伝心である。この間何度も職場の仲間がお見舞いに来ていたのだ。

スケジュールを調整し連休中に行くことになった。当日施設から送迎車が来た。施設の職員が介助してリクライニング車いすに乗せ、奥さんとクリニック看護師が同乗した。私は酸素ボンベを積んで送迎車の後を追う。ほどなく施設に到着した。玄関口で顔見知りの職員が駆け寄ってきた。夜勤明けの職員も声をかけた。握手をした。博さんの顔がほころんだ。博さんはこの施設の職員として一七年働いてきた。最古参と言ってよい。職員も利用者さんも博さんを知らない人はいない。

デイルームに行き利用者さんたちに会った。利用者さんも斉藤さんの姿に驚いたがお大事にと声をかけた。次は若年の利用者さんのデイルームを訪れた。ここでも職員、利用者さんが集まって声をかけてくれた。

「斉藤さん、せっかくやから風呂に入りませんか。ぼくらがいれます」

入浴担当の職員が声をかけた。家では清拭ばかりで、もう一カ月も入浴していないのだ。博さんは躊躇した。一七年間、利用者さんの入浴は見てきたが、まさか自分が入浴介助を受けるなんて想像もしてなかったのだろう。なじみの職員だから羞恥心もあったと思う。

「先生、入れて大丈夫ですか」

「酸素を付けて入ってもらいましょう」

そう言って背中を押した。後輩の職員たちは介護浴槽に博さんを沈め、足の指の間までていねいに洗い上げた。

湯上りに奥さんがジュースを口に含ませていたとき、なじみの職員が声をかけてきた。

「斉藤さん、気持ちよさそうでよろしいなあ」

「あほ」

博さんは答えた。気心が知れた仲だ。

掛け合い漫才みたいやなあと、合いの手が入った。

「斉藤さんはムードメーカー、いつも利用者さんを楽しませていましたなあ。昨年のクリスマス会でもサンタになって大活躍。二代目は私がやらしてもらいます」

笑顔で二代目さんは去った。

廊下の向こうから女性の職員が真紀ちゃんを抱え現れた。

「真紀ちゃんは今年から小学生になりました」

重度重複障害を持つ真紀ちゃんは三歳児ほどの体格だ。六年間この子の成長を博さんはずっと見てきたのだ。

博さんはリクライニング車いすから手を伸ばし、真紀ちゃんのモミジのような掌を両手で包んだ。そして今日一番の笑顔を見せた。

それは「いのち」を繋ごうとする博さんのおもいであったのだろうか。

一カ月半後、博さんは奥さんと職場の仲間が見守る中、自宅で静かに息を引き取った。

●耐えられない暑さ

長かった梅雨明けの話ではない。

近くの高齢者住宅に入所中の往診患者カズさんが発熱し、足が腫れていると施設の職員から電話があった。コロナ感染も考慮に入れる必要があったため、コロナ抗原検査キットと防護服の準備をし、看護師とクリニックから施設に向かった。施設の入り口で装束を整えた。看護師と二人でお互いにN95マスク、ディスポの防護服を着用し、キャップをかぶり、手袋をし、最後にフェイスシールドをして施設に入った。

九〇歳の認知症患者カズさんは受け答えもできて、発熱以外思いのほか元気だったが膝関節は腫れている。関節炎による熱を考えたが、念のため採血と抗原検査をしておくことにした。検体採取は鼻腔の奥に綿棒を挿入しホジホジするのであるが、しばしば患者はくしゃみをし飛沫を浴びることになる。今回はくしゃみもなしでカズさんはがんばってくれた。検体を溶液にとかし五分待って判定キットに二滴摘下し、判定まで三〇分待つ。判定はクリニックに帰って確認するとして居室を出た。施設を出て防護服を脱いだ。入室から二〇分経っていた。看護師も私も汗まみれだった。たった二〇分の入室で施設は冷房が効いていたというのに。幸い判定は陰性で、関節炎による熱発と判断し薬を処方した。

コロナ禍で現場の医療従事者の心身の負担が極めて大きいことはすでにいろいろ報道されている通りだ。しかしそれを具体的に想像することは一般市民にとっては容易なことではない。たとえば身体的なこととして、私たちの経験した防護服を着てコロナ患者病棟の勤務に就く看護師を例にとれば、勤務開始時に防護服に身を固めれば四時間以上病棟勤務をする。その間トイレに行くこともなかなかできない。もちろん冷房の効いた病棟ではあるが、たった二〇分の防護服着用で汗まみれになった私たちの経験でいうと、肉体的に疲弊するのは当然だ。恒温動物である人間が一定の体温を維持するためには、体内で産生される熱を体外に放熱することが必要である。しかし、外部からのウイルスの侵入を防ぐために防護服で肉体を密閉すると、体熱の放散が妨げられ熱中症リスクも非常に高くなる。水分補給をすればトイレも近くなり、煩雑な防護服の交換が必要といったジレンマがある。

それでは心理面の負担はどうだろう。コロナ感染リスクについて考えてみると、市中ではマスクと手洗い、いわゆる「三密」を避ける対策を徹底すれば感染リスクは高くない。

一般病院や診療所はどうだろう。スタッフの健康管理、環境衛生を徹底し、有熱者、感冒症状患者を一般患者と別に診察できる機能があれば、一般患者の感染リスクは高くない。

しかし発熱者、感冒症状患者の診察で患者にコロナ感染の可能性があると判断した場合はPCR検査、抗原検査、秋になればインフルエンザ検査などを実施しなければならず、医師や看護師は検体採取時に一定の心理的な緊張を強いられる。

ところがコロナ患者専用病棟となると話は別だ。目の前にコロナ感染で苦しむ患者と向き合ってさまざまな医療処置、看護を担うことになる。患者からの感染を心配するとともに、自分が感染すれば家族に感染させることにならないか、いくら防護服に身を固めていてもこの不安は尽きないと思う。

このような心身の極度のストレスの中でも日々多忙を極める病棟業務をこなす病棟スタッフを突き動かしている原動力は何であろうか。月並みなようだが、それは患者の回復を願う医療に携わる者としての「使命感」だと思う。

使命感にどう報いるのか。特別手当といった経済的保証は当然であるが、それだけでは不十分だ。たいへんですねえ、がんばってくださいねといった市民の励ましの言葉も大切だろう。しかし何がたいへんなのか、現場で苦闘する医療スタッフの大変さの中身を知ることが、そして知ることによって共感することがさらに大切ではないか。

ひとりでは生きられない人間にとって、ひとにわかってもらえるということは生きがいの大きな要素であるに違いないから。

●生きる姿勢

悠々自適とは無縁の人生だった。

還暦を過ぎてそう日の経たない誠治さんにとって早すぎる死だった。数年前がんが見つかり、すでに多臓器転移のある進行がんだった。抗がん剤治療、放射線治療など可能な限りの治療に挑戦したが、進行はとめられなかった。退院し、在宅緩和医療を私たちが担当した。

往診開始当初はまだ歩けていた。痛みはオピオイドでコントロールできていたが、食欲がないので経口栄養剤と定期点滴を実施した。低蛋白と腎不全で全身の浮腫が進行してきた。誠治さんと奥さんに「これから」の希望を聞いた。

「いよいよとなれば緩和ケア病棟入院も考えています」とのことだった。私は近隣の病院の緩和ケア病棟見学を勧めた。数日後、見学に行かれて一応申し込みをしておいたとのことだった。選択肢を持ちつつ当面在宅医療で行きましょうとなった。

誠治さんは金属加工業を経営している。

「事業の引き継ぎがあるので会社に出勤していいですか」

「いいですよ。誠治さんが行ける限りは」

何十年もかけて築きあげてきた事業だ。思い入れが強いのも当然。職場で倒れて殉職してもいいじゃないですか。そう思った。

誠治さんは毎日片道七〇キロの道のりを自動車で通勤した。当初は自分が運転し、体調が悪化し運転ができなくなってからは家族の運転で出勤した。それは亡くなる三日前まで続いた。往診に伺ったとき、

「仕事の引き継ぎはいちおう終わりました」

そう語った誠治さんは安堵と寂しさの入り混じった表情を見せた。

「緩和ケア病棟には入院しません」

死期を悟ったのだろう。誠治さんの手を握り、

「また来ます。なんかあればいつでも言ってね」

そう言って辞した。

二日後、外来診療中訪問看護師から連絡が入った。

「呼吸が弱くなっています。意識はありません」

三〇分後、呼吸停止の報が入った。外来をとめて看護師と走った。患者宅に到着し臨終

を告げた。家族に囲まれた穏やかな臨終だった。

間をおいて奥さんが涙を拭いながら語り始めた。

「私の立場でこんなことを言うのはおこがましいのですが、主人は本当に非の打ちどころのない人でした」

「でも、けんかしてたやん」

脇にいる息子が口をはさんだ。

「そう、口げんかもしました。それでふたりが黙ってしまったとき、一〇分もすると必ず主人の方から口を開いて私をなだめようとしました」

死の三日前まで事業の引き継ぎのために自分の会社に出勤し続けた誠治さん。従業員の生活が懸かっている会社をつぶしてはならない。責任感が最後まで誠治さんを突き動かした。

「生きる姿勢」を言っているのだ。

そういうところも含めて誠治さんは奥さんにとって「非の打ちどころのない人」だったのだ。

この述懐は奥さんから誠治さんへの心からの「送ることば」であり、誠治さんにとって

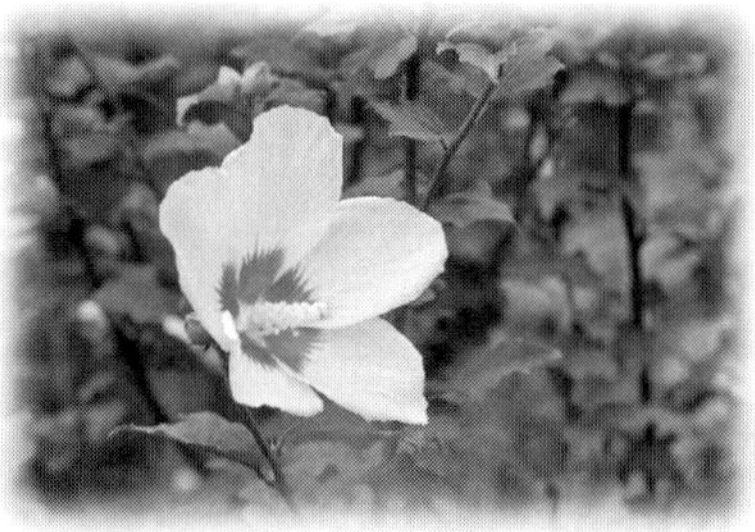
むくげ

もこの上ない「送られることば」であったに違いない。

●一週間遅れの誕生日おめでとう

六時を過ぎ往診も後半に差し掛かってきた。陽子さんの家の前についたとき、「あ、思い出した。先週の往診のとき約束していたのに」

一週間前の往診の日が神経難病の陽子さんの誕生日だった。おめでとうは言ったが、何も準備してなかったので「来週来たときに誕生日会しましょうね」と娘さんと約束していたのだ。

「近くのスーパーに花屋さんがあります。回りましょうか」

ドライバーの中村さんが教えてくれた。行きましょうということでスーパーに急いだ。花屋さんについて看護師のりすみは早速花を選んだ。プレゼントを選ぶときの浮き浮きした気分が私たちを包んだ。りすみが熊のぬいぐるみもつけると言ったが、それはちょっと幼稚ではないかと制したら不満げな顔をした。でも、包装紙もリボンもピンクと黄色でまとめ、華やいだ花束ができた。

りすみが花束を持ち陽子さん宅についた。娘さんとご主人が出迎えてくれた。

「陽子さん、お誕生日おめでとう」そう言って寝たきりの陽子さんに花束を手渡した。手では持てないので腕で抱えるように胸元に置いた。開眼しているが重度の意識障害のある陽子さんは、不思議そうな顔をして花束を見つめていた。

先週のお誕生日の日は、娘さんが不二家でデコレーションケーキを買ってきて、家族と祝ったという。

「おかあさんの口にもちょっとだけ入れてあげた」

「それはよかったね」

そんな話をして、陽子さんを囲んで、みんなで記念写真を撮った。

「めっちゃうれしい」娘さんが笑顔をみせた。

陽子さんの往診を終え往診車に戻った。

「みんな喜んでくれましたよ」

私が言うと、ドライバーの中村さんは答えた。

「それはね。お誕生日を覚えていてくれたことがうれしかったのですよ」

●共に生きること

先日「難波の医療道場」という大阪民医連企画の Zoom 講演会で「筋萎縮性側索硬化症患者の安楽死について」話す機会をいただいた。対象は医学生、医学部を目指す高校生で医学生七人、高校生四人の参加があった。私は「神経筋難病患者の在宅療養支援」のテーマで話した。

要旨は、難病患者の抱える医学的問題にとどまらず患者の置かれている環境と関係、それは社会、地域、家庭などの環境、家族、介護者を含む周囲との関係などを知ること。そのうえで医療面、生活面、心理面にわたって適切な支援を行うこと。支援するメッセージを常にだし続けること。生きる意欲を支えること、それはたとえば人との「きづな」の実感であり、「五感」が刺激される体験、患者にとって当たり前の日常をできる限り取り戻すことが在宅医療の目標であることなどを話した。

そして医療のなすべきことは、心身の苦痛を和らげる緩和医療も含め、死に至る過程まで患者の尊厳ある「生」を生きる権利を全力を挙げて守ることに尽きると思う。安楽死を願うに至った最重度の神経難病患者にとっては、難病に罹患することはもとより、患者を取り巻く「環境」と「関係」も患者の自己責任ではない。そのような患者を取り巻く「環境」と「関係」の改善に私たちは何ができるだろうか。と講演を締めくくった。

講演後の発言では、「患者さんの当たり前の日常を取り戻すことが在宅医療だといわれたこと。今は想像で患者さんの気持ちや思いを類推することしかできないが、考え続けることで、医師になった際に今回のテーマである患者さんの環境と関係の改善に何ができるか、より深く考えられるように思う」「自分の命は自分だけのものでなく家族や友人がいて自分がいるのだということが一番印象に残った。患者さんの生きる意欲や生きがいとなるようなことを会話を通して一緒に探していくことが大切だと感じた」などの感想が寄せられた。半面、もし自分が神経難病になったら家族に迷惑をかけるから安楽死も選択肢のひとつではないかとも考えてしまう、といった発言も見られた。わたしは、もしそうなったとしてもあなたのご家族は「迷惑をかけられている」と思うのかしら。それはなんともいえないよと返した。

若い人に見られるこのような新自由主義的「自己責任論」が患者としての自らの身の処し方にまで及んでいるとしたら、それは罪深いことだ。「共に生きる」ことを価値観の根底に据える教育がなされなければ日本の将来はない。

●みさおさんの幸せ

みさおさんが病院から退院した日に往診した。がん再発から四年間、多臓器転移巣に対し、あらゆる可能性を追求しがんと戦ってきた。しかし病勢は悪化し、寝たきりＡＤＬ全介助となる。これからの在宅緩和医療を私たちに託して退院となった。往診時、呼吸促拍、呼吸苦、経皮酸素濃度の低下があり、ステロイド点滴の増量、モルヒネ投与量を増やし在宅酸素療法を開始した。これからは毎日往診だ。二、三日して症状は落ち着いてきた。看護師のりすみがみさおさんに話しかけた。

「みさおさん、明日来るとき先生にオカリナ吹いてもらいましょう。どんな曲がいい？花が好きなみさおさんだからハナミズキにしようか？」

みさおさんは微かにハナミズキと答えた。

「また来るね」そう言うと、みさおさんは確かな力で私の手を握った。

翌日の往診。家族一同が集まっていた。ご主人、娘さん、息子さん、お孫さん。孫たちはカレーライスを賑やかに食べていた。カレーの匂いが漂っていた。孫たちにみさおさんの手を握らせ、私は「ハナミズキ」と「花は咲く」を演奏した。演奏後みんなで写真を撮った。

翌日のみさおさんは意識も混濁し、血圧低下、頻脈、末梢循環不全により経皮酸素濃度も低下し無尿となっていた。多臓器不全の状態です。尿が出ない状態が続けば後一日二日と思われます。ご主人にそう告げて家を出た。

その夜、みさおさんのベッドの横に寝ていたご主人は「おとうさん、おとうさん」と呼ぶ声に目を覚ました。顔を寄せると酸素マスクをしたみさおさんのスーハースーハーという呼吸音が聞こえるだけだ。空耳だと横になるとまた「おとうさん、おとうさん」と聞こえる。また酸素マスクに顔を寄せる。そんなことを繰り返し朝を迎えた。

ご主人はみさおさんのおしっこが出ていることに気づき声をかけた。顔色も昨夜よりはよい。

「元気になったらおいしいもん食べに行こな」

声は出ないがうなづいたみさおさんを見て、安心したご主人は後を娘さんに託して出勤した。

五分ほどして娘さんは、みさおさんが息をしていないことに気づく。

突然の連絡を受けたご主人は家に戻り、訪問看護とクリニックに電話が入った。

私は外来をお願いし家に走った。

訪問看護師が先着し、ご主人と娘さんはみさおさんのベッドサイドにいた。心停止、呼吸停止、対光反射消失を確認し臨終を告げた。眠るような穏やかな顔だった。ご主人と娘さんは肩を抱き合い泣き崩れた。

昨年の冬、私の飼い犬が亡くなったことをみさおさんに話した。家でやすらかに眠るように死にましたと私が言うと、出口まで見送りに出たみさおさんはぽつりと私に言った。

「安らかに眠るように死にたい」

同意を求めるように私を見つめるみさおさんのまなざしを私は思い出していた。

「みさおさん、家で逝けて良かったね。おとうさんも娘さんもいるよ」

そう言ってみさおさんの顔を撫でた。

「家で看取れて本当に良かったです」涙声のご主人が言った。

私は診療に戻った。

残った訪問看護師のゆみがエンゼルケアを始めた。

身体を清拭し、気に入っていた濃紺のワンピースを着せた。

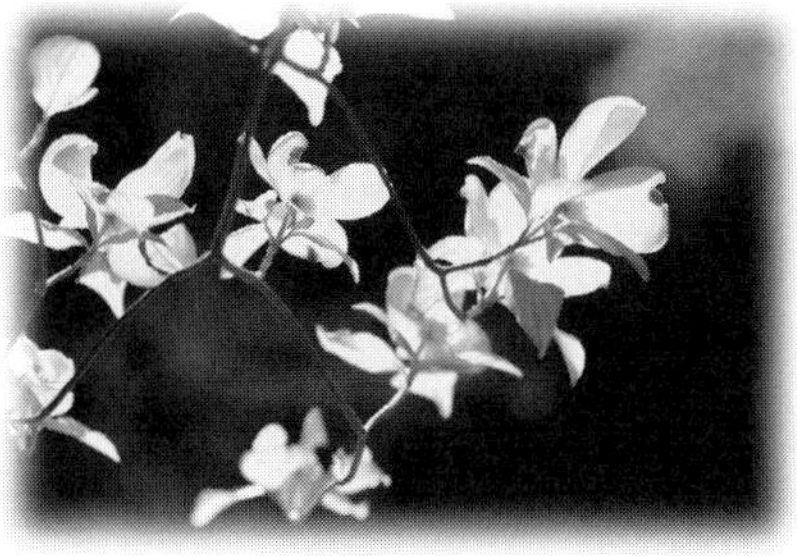

はなみずき

真珠のネックレス、ご主人とのエンゲージリングも指にはめた。紅を引き美しい死に化粧となった。

「きれいやねえ」

ゆみがつぶやいた。

その姿に少しおしゃれをして「おとうさん」とおいしいもんを食べに行くみさおさんのしあわせを思った。

●看取りの五日間

九月は在宅看取りが四件あった。そのうち二軒は訪問開始から看取りまで五日から一週間だった。短い期間ではあったが、患者さんご家族私たちにとって濃密な時間であった。

秀子さんは末期がん、多臓器転移で抗がん剤治療を続けてきたが、がんの進行はとめられず、これからはBSC（ベストサポーティブケア＝抗がん剤治療などの積極的治療は行わず症状緩和中心の医療に徹する）として当院在宅医療を紹介され退院になった。

退院日当日初回往診に行った。モルヒネ持続注射のためか痛みも少なく食事もなんとか摂れそうだ。経皮酸素濃度九一％と低下していたので在宅酸素療法導入し、痛みが強くなったときのためモルヒネ注入レスキューボタンの操作を指導した。触診では大きな腫瘤を触れた。これが長年秀子さんを苦しめてきたのだ。

秀子さんを真ん中にご家族、同席したお友達も一緒に写真を撮った。みな笑顔だ。

秀子さんとご家族に「これからは何でもご相談くださいね」とあいさつし初回往診を終えた。

翌日の往診。昨夜から熱発があって少し辛そうだった。抗生剤と解熱剤の点滴を施行。経皮酸素濃度が低下していたので酸素流量を増加した。

持参した写真を見て秀子さんもご家族も喜ばれた。

往診の前、訪問看護があった。秀子さんは人生半ばで看護師をこころざし、働きながら看護学校で学んで看護師になり、数カ月前まで現場で働いていたとのこと。同じような経歴だった訪問看護師と意気投合し話し込んだのだ。

翌日の往診。熱発が持続し、痛みもやや増強していた。レスキューボタン使用回数も増えていた。解熱剤点滴とモルヒネ持続注入量を変更、酸素吸入をマスクに変更し酸素流量を増やした。

診察を終え、オカリナを吹くと、秀子さんはリクライニングベッドから拍手をしてくれた。

翌日の往診。呼名で開眼し小声では話せるが頻呼吸になっていた。がん末期に見られる肺水腫による呼吸不全の進行だろう。全身倦怠感も強い。それでも昨夜トイレまで伝い歩きで行ったとのこと。オムツをつけるのが意に沿わないのだ。看護師としての矜持《きょうじ》であろう。

今日もオカリナを吹いた。すでに拍手はできない。秀子さんの耳に届いただろうか。最期の日も見舞い客が相次いだ。秀子さんの身を案じて、とるものもとりあえずかけつけてきた人たち、儀礼で来た人は一人もいない。秀子さんと人生の路程でさまざまな出会いを持った人たちだ。そのたびに秀子さんは酸素マスクを外す。そうすると息が荒くなる。酸素濃度も六〇%台に低下するが、見舞い客と目を合わせ言葉を交わし手を握り合った。

夕方、呼吸が乱れていると連絡あり往診に駆け付けた。終末期に見られる下顎呼吸が始まっていた。人とのつながりを身体いっぱいに感じつつ秀子さんの意識は次第に遠のき、そして逝った。

家族、親戚、親しかった友人の見守る中で静かに逝った。死亡確認をした。ご家族をねぎらい、患者宅を辞した。

「いい看取りやったね」そう話しかけると、涙目の看護師は大きくうなずいた。

●鉛筆書きの俳句帖

干し物に
　遠嶺晴れたり
　　蕗の薹　　　　花菖蒲

往診患者のふじのさんは九二歳で団地の一人暮らしだ。アルツハイマー型認知症で認知機能の低下も著しいが、近くに住む嫁さんが毎日訪れ食事の準備をしてくれているので何とか過ごせている。往診の際、ふじのさんはダイニングテーブルに腰を下ろし私たちを迎えてくれる。声をかけると愛想良く笑顔を返してくれる。礼節は保たれているのだ。しかしすぐテーブルの上の古ぼけたノートに目を移し、書いてある文字を手に持った大きな虫眼鏡で一字一字読み上げる。「何を読んでおられるの」と聞いても返事はない。よく見るとそれは鉛筆で書かれた自作の俳句帖だった。

「おばあちゃんが花菖蒲という俳号で若いときから書き綴っていたものです。押し入れに何十冊とあるのですよ。何十年前の自作をこうして毎日声を出して詠んでいるのです」

しかし意味理解には繋がっていないようだ。自分がつくった俳句を読んでいるとも思っていないようだ。

ふじのさんが冒頭の句を読み上げたとき、わたしの頭に中に、ある情景が立ち上がった。

ふじのさんが干し物を抱えて、しわにならないように両手でピンと引っ張りながら庭の物干しに干している。ふと視線を上げたとき、見慣れた故郷の山並みが爽やかに晴れた早春の気を通してきらきらと輝いている。足もとに視線を落とすと「あら、蕗《ふき》の薹《とう》が芽生えている」。

春を迎えた喜びが満ち溢れているスケールの大きな秀句と言っていいだろう。

我に返ってふじのさんを見ると、すでに三、四句先を淡々と読み上げている。

人生の様々な体験と、そのときわきあがった感情、思索を、本人が忘れてしまっていても「作品」として残されていれば、それが粗末なノートの鉛筆書きであっても、それを読んだひとは自らの体験として、いきいきと味わうことができる。若き日のふじのさんの感動に思いをはせた。

●当たり前の日常を取り戻すこと――在宅医療のめざすもの

筋萎縮性側索硬化症の往診患者晴彦さんは、在宅人工呼吸を始めて四年になる。これまで胃ろうによる経腸栄養と少量の経口摂取を併用してきたが、最近徐々に嚥下障害が進行し、しばしば誤嚥性気管支炎を併発するようになった。そのため経口摂取は食形態を工夫し量も限られたものにした。食べることが日々の生活で貴重な楽しみのひとときであった晴彦さんにとって、それは生きる意欲にかかわる出来事だった。晴彦さんの笑顔が減ったね。みんな気にしていた。そんなとき、晴彦さんは酒は強くないが病を身に受けるまでは日々日本酒を嗜んでいたことを知った。

「晴彦さん、日本酒飲みましょう。大吟醸、今度の往診のときに持ってきますから」

晴彦さんは「えっ」という顔をした。休みの日、地元で唯一の蔵元にいって地酒の小瓶が三種類入ったセットを買った。先年亡くなった酒好きの私の父が、この酒はうまいといっていた。そんなことを思い出した。

往診の日、「持ってきましたよ晴彦さん」

そういって三種の地酒の小瓶を晴彦さんの顔の前に差し出した。

「どれにしますか」

私が順に指差すと、晴彦さんはまばたきで答えた。

五〇ミリリットルのシリンジで日本酒を半分ほど吸い上げ、少量を口の中に、残りを胃ろうから注入した。

「どうですか。おいしい？」

晴彦さんは笑顔で返した。

「先生、胃ろうから入れたら味がわからないから意味ないのと違います？」

看護師が聞いてきた。

「それはいい質問やね。実は日本酒を胃ろうから入れてもその芳醇な香りが食道を通って口に上がってくるから味覚嗅覚を刺激するのです。以前、患者さんから教えてもらった」

一〇分ほど経って晴彦さんの顔がほんのりと赤くなってきた。笑っている。

末期がんの往診患者信夫さんが退院してきた。今回の入院はシャントチューブ閉塞による黄疸が原因で、食事も摂れなくなっていた。チューブ交換により早期退院となったが、主治医からは厳しい予後を告げられ、緩和ケア病棟への転院紹介もされていた。しかし、がんの痛みはコントロールできていて、信夫さんは自宅退院を強く希望した。

退院当日往診した。信夫さんは笑顔だった。病院はどうでしたと聞くと、

「飯がまずくていかん」

そういって顔をしかめた。それは信夫さんの体調が悪かったせいだと思ったが、

「今夜は何を食べます?」と聞いてみた。

「さんまの刺身や。スダチをふってな」信夫さんは笑顔で答えた。

「今年のさんまの刺身はまぐろのトロ並ですね。おいしそう」

みんなで笑った。

自分の食べたいものを食べる。飲みたいものを飲む。味わいたいものを味わう。

こんな当たり前のことが入院生活では制限を受ける。

人生の最後に患者の生きる意欲を支えるのは、「当たりまえの日常を取り戻すこと」につきる。患者の好きなものを「食べる」「飲む」「味わう」ことは、当たりまえの日常の重要な要件だ。たとえ食べられなくても飲めなくても、味わうこと

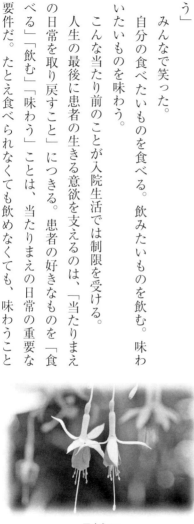

フクシア

はどんなに病気が重くても障害が重度であっても可能である。わたしたち在宅医療に携わるものは、このような視点をいつも持ち続けていきたい。そしてコロナ禍が患者にとっての当たり前の日常を取り戻す障壁にならないことを祈るばかりだ。

●当たりまえの日常を取り戻すこと――その2

先日がんで亡くなった在宅患者秀子さんのご家族がクリニックにあいさつに来られた。家で看取れた家族としての満足感と私たちのサポートへの感謝がその表情からもうかがえた。そして息子さんが撮った一枚の写真を渡された。それは秀子さんが亡くなる二日前、私が「少年時代」をオカリナで演奏したそのときの写真だった。左側に私が立ち、看護師がギャッジベッドの横に座り秀子さんを見つめている。ギャッジアップしたベッドに寝ている秀子さんは笑顔で私を見つめ拍手をしている。

孫が家に来て幼稚園で習ったお遊戯を披露したときなども、秀子さんはきっとこのように拍手をしていたのだろう。どこの家庭でもある日常の一コマ。

二日後に秀子さんは家族友人に囲まれ静かに息を引き取った。

末期がんの在宅患者ゆきえさんは隣接する市の基幹病院からの紹介で私たちの在宅患者となった。予後は厳しいとの主治医の病状説明で緩和ケア病棟への転棟申し込みも終えていたが、何としても家に帰りたいとのゆきえさんの強い希望で、内科的には不安定で疼痛管理も十分でないまま退院となった。初回往診時からオピオイドと在宅酸素療法、持続点滴など在宅緩和医療を開始した。ベッドのゆきえさんを中心に集まっていた家族が囲み記念写真を撮った。翌日写真を引き伸ばし往診の際に持参した。ゆきえさんの周りにはご主人、娘さん、婿さん、孫たち、みんな笑っている。真ん中のゆきえさんはVサインをしている。

しかし病状は日に日に悪化し、数日後には会話はできなくなっていた。

午前の診療を終え往診に伺ったところ、玄関先からいい匂いがしている。玄関を開けるとご家族で焼肉パーティーの最中だった。そこへ医者が入ってきたものだから、ご主人は狼狽した。不謹慎と思われると思ったのか、

「すぐかたづけます」

「いえいえ、いいですよ。奥さんも隣で焼肉のいい匂いが漂う中でご家族のおしゃべりが聞こえる方がきっと喜んでおられます。私たちに遠慮せず楽しくやってください」

「普段の通りの方が家内も安心すると思いまして」ご主人が言った。

「そのとおりです。焼肉ちょっとだけ口に入れてあげたら」

三日後、ご家族に囲まれ、ゆきえさんは逝った。

●熱唱「涙の連絡船」

神経難病の陽子さんの往診に行く。寝たきりの陽子さんを囲んで、ご主人、二人の娘さん。ご家族がそろっている。往診のタイミングでご家族みんなに会える。こんな日は少ない。関東から来た娘さんは、在宅勤務のパソコンをここに来ても離せない。もう一人の娘さんは家に家族を置いて、日々お母さんの介護にあたっているから大変だ。ご主人は時々気分転換にカラオケボックスに出かける。一人カラオケだという。今日は家で出会えたので聞いてみた。

「おとうちゃん、一人カラオケでどんな歌、歌うん？」

「そやなあ、いろいろ歌うで」

「好きな歌手は？」

「都はるみや」

「一人で歌うなんてもったいない。ここで歌って奥さんに聞かせてやりいや」

「はずかしい」

「なに言うてんの。これマイクと思うて歌い」

そう言って携帯をおとうちゃんの手に握らせた。娘さんは、

「何の曲にする？」

もう引っ込みがつかない。

「そうやな、涙の連絡船いこか」

さっそく娘さんはスマホアプリを探し「涙の連絡船」の前奏が始まった。

観念したおとうちゃんは携帯のマイクを握り、陽子さんのベッドサイドに立ち、歌いだした。時々陽子さんに顔を向け熱唱。「さび」のところでは、ぐっとひじを曲げ朗々と歌い上げる。

そんな夫を穏やかな顔で陽子さんが見ている（ように見える）。

「おかあさん、おとうさんの方を見ている！」娘さんの声。

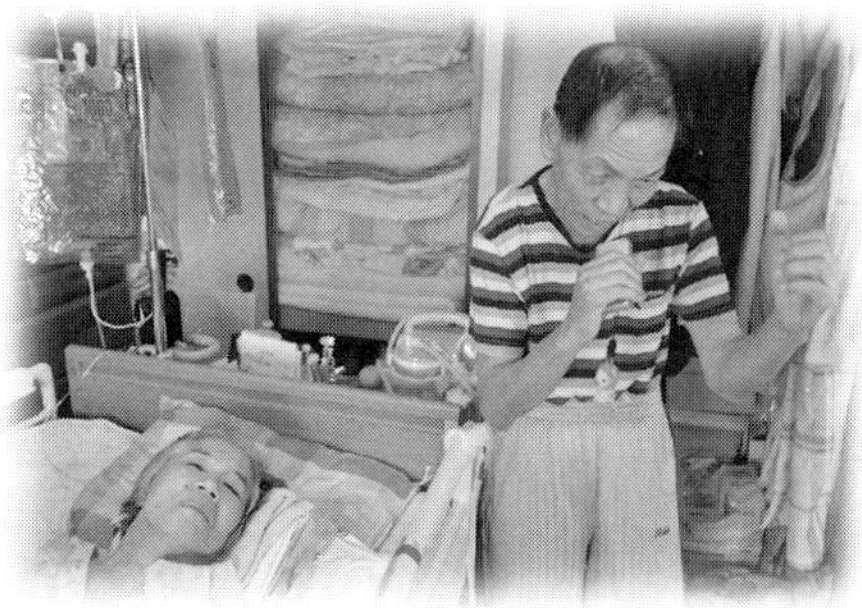

熱唱「涙の連絡船」

「見てる見てる」看護師のゆうこが指さしながら叫ぶ。

熱唱が終わり、みんな笑顔で拍手をする。

「おとうちゃん、すごい。明日から毎日ここでカラオケしい。奥さんよろこぶわ」

またみんなで笑った。遷延性意識障害の陽子さんのこころに、きっと届くものがある。

きっと。

●長生きしてね

大阪市内の基幹病院を退院したみずほさんの往診を私たちが担当することになった。以前、在宅看取りをした患者さんの娘さんの紹介だった。抗がん剤治療は終了し、在宅緩和医療を選択されたのだ。初めての往診の日、みずほさんは言った。

「お正月まで生きたい」

がん末期のみずほさんは、入院中より中心静脈栄養と疼痛緩和のためフェニトインの持続皮下注射を継続していた。

元気なうちにと、みずほさんは車いすでご家族と紅葉見物に出かけた。

腹水の貯留が目立ち始めていた。がん性腹膜炎だ。疼痛管理はモルヒネの経口投与を併用していたが十分ではなかった。往診の際、声をかけると、痛みに耐えているのか眉をひそめていたみずほさんが、さっと笑顔になる。私たちへの気遣い。「健気やなあ」おもわず看護師にささやいた。早くみずほさんの疼痛をコントロールしなければならない。腸管ガス貯留による疝痛のコントロールは困難を極めた。がん性イレウスだ。サンドスタチン持続皮下注射を追加し、イレウス管を挿入したが効果は少なかった。フェニトイン増量で十分な効果が得られないため、緩和医療の専門医と相談し、モルヒネ持続皮下注射に変更した。

小学校以来の幼馴染のふたり、あやちゃんとみっちゃんが、ご家族とともにこの間ずっとみずほさんの看病に付き添っている。がん末期の不安と苦痛に耐えているみずほさんにとって心強い支えだ。

みずほさんの診察を終えたとき、ベッドサイドで突然みずほさんと幼馴染が「ハピィバースデイツーユー」と歌いだした。その日は私の誕生日だったのだ。歌い終わったとき、みずほさんはベッドより両手を差し延べ、私の手を握り涙目で絞り出すような声でこう言った。

「先生、お誕生日おめでとう。先生、長生きしてね」

突然のことで私は言葉を失った。涙をこらえて、みずほさんの眼を見つめ手を握り返すだけで精一杯だった。

「長生きしてね」

みずほさんは恨み言ひとつ言わず、かなわなかった願いをひとに託す。

遠からず訪れる逝く日を前にして、ひとはここまで優しくなれるのか。

わたしは言葉にできない思いをこめてオカリナを吹いた。

第2部

人生の最後まで自分らしく大事に過ごす
患者と家族に寄り添う在宅医療

「保険でよい歯科医療を」大阪連絡会市民講座
（二〇一九年六月九日）

●はじめに

ご紹介いただきました大井と申します。私のつたない話を聞きにたくさんの方々にご参加いただき本当にありがとうございます。研修医時代から三五年近く取り組んできた在宅医療に関して「患者と家族に寄り添う在宅医療」というテーマでお話いたします。

●在宅医療の対象となるには？

在宅医療の対象となる条件は、第一に、患者さんの病状が入院治療の継続を必要としない程度に安定していることです。第二に、患者さん自身が在宅医療を希望し、家族がその希望に同意していることです。ただこれはなかなか難しいことで、おじいちゃんは家に帰りたいけど、家族が在宅でみることにはさまざまな難しい状況があり同意されるとは限りません。在宅療養についてのていねいな説明が大切です。

第三に、必要とされる患者さんの介護量を家族の介護力と介護サービス利用で満たせること。患者さんも家族も在宅でと思っても、実際は寝たきりで夜中に患者さんの介護が頻回に必要となれば家族の介護力だけでは難しいし、介護事業所の定期的な夜間訪問サービスを受け入れる例もあまりありません。

第四に、病院、診療所への通院が困難であること。というのは、患者さんが通院できれば在宅医療の対象とはなりません。

私の診療所は、希望される患者さんを対象に個別無料送迎サービスをしています。自分で通院できる患者さん、通院サービスを利用する患者さんは在宅医療の対象にはなりません。通院サービスも使えないレベルというのは、障害の重い患者さんになります。これは院所の機能によっても異なりますが、田舎であれば当然、遠距離ということで元気な患者さんでも通院できず在宅医療の対象となる場合もあります。

第五に、在宅主治医となって患者さんの在宅医療を支援する医療機関が存在すること。在宅主治医という形で在宅サービスを提供する場合、二四時間三六五日のサービス提供という診療報酬上の制度があります。しかしそれを取得している院所はまだまだ少ないですし、取得していても実際にはやっていないところもあります。

そういう状況をふまえると、全国どこでも患者さんにとって安心して在宅医療を受けられる状況にはなっていませんが、これらについては地域によっても事情がかわります。

●診療所での往診患者さんについて

当院の往診患者件数は、三年前のデータですが総数一〇六人で、男五一人、女五五人で男女比はほぼ同じです。

年代構成は、一〇代一人、二〇代二人、四〇代四人、五〇代五人、六〇代一六人、七〇代三二人、八〇代三二人、九〇代一四人、一〇〇代二人で、七〇代、八〇代がピークです。

平均年齢は男性七三歳、女性八一歳です。高齢者が多いのは当然ですが、青年・中年層の患者さんも少なくなく、それらの原因疾患には、脳性マヒ、神経筋難病、がん、脳血管障害が含まれます。

原因疾患ですが、私が神経内科系の障害をもっている方を多く診てきたこともあって、神経筋難病患者さんが約三分の一で三三人です。脳血管障害二六人、認知症、廃用症候群一八人、整形外科疾患一〇人、がん七人。がんというのは、この場合ほとんど在宅での看取りを希望されるターミナルケアです。心・呼吸器疾患六人、頭部外傷三人、脊髄損傷三人です。

●重い患者負担、減免制度を最大限利用

在宅患者はすべて障害を持つ人であり、自分で来院できる患者は在宅患者にはなりません。当院の場合、送迎サービスを利用する患者さんも在宅患者でなく外来患者です。従って在宅患者となる場合、すべて障害を持つ人です。

障害の程度は、介護保険日常生活自立度（寝たきり度）で判定すると、C比率が五五％です。在宅患者の半数以上が寝たきり（自力で起き上がれない）の患者です。

特定疾患（神経筋難病など）、あるいは身障手帳一・二級を取得している人が七三人（医療費減免制度利用比率七九％）です。

というのも、二四時間三六五日の訪問診療で、月二回の定期往診プラス臨時往診という場合、三割負担ですと大体二万七〇〇〇円～二万八〇〇〇円、一割負担でも九〇〇〇円ぐらいかかり、患者さんや家族にとって重い負担となります。そのため、該当する患者さんについては医療費自己負担軽減のため特定疾患申請や身体障害者手帳診断書を書きます。

また在宅患者の多くは介護保険サービスを利用しています。介護保険サービス利用料は一割負担で減免措置もなく、たくさんサービスを利用すると自己負担がそのまま増えてし

まいます。せめて医療費の分だけでも、減免制度を最大限利用できるように努めていま
す。

●患者の主介護者について

患者の主介護者は、妻三〇人、娘二三人、夫一三人、息子七人、母五人、父・嫁・兄弟各二人、家族介護者なしが一五人、独居一三人、昼間独居一二人です。

テレビドラマのパターンで言えば、姑を嫁が介護し、嫁と姑の葛藤などが描かれていますが、意外と嫁は少ない。これは世帯分離が進んでいることの現れかもしれません。

嫁と姑のことで思い出しましたが、華岡青洲《はなおかせいしゅう》のことを小説家の有吉佐和子が書きました。「華岡青洲の妻」です。これは華岡青洲という江戸時代の外科医をめぐる嫁と姑の葛藤の話です。

華岡青洲は、世界で初めて全身麻酔薬を使って乳がん手術に成功しました。人体実験を妻と母親からそれぞれが「私を使って」という申し出があるもとで努力を重ね麻酔薬の調製に成功したのですが、その副作用で妻は失明します。母親が亡くなったときに、青洲の妹が義理の姉に「母親に苦労されましたね」とねぎらいの言葉をかけました。妻は「い

え、お義母さんは私によくしてくれました」と言うと、青洲の妹は「それはあなたが勝ったからです」というわけです。

有吉佐和子が演出した舞台では、「あなたが勝ったからです」というセリフとともに舞台がパッと明るくなった。その舞台を、今でも覚えています。

●介護者なし、独居でも在宅療養は可能

家族介護者なし一五人、そのうち独居一三人というのはおかしいと思いませんか。どなたかこれを解明してください。独居一三人が家族介護者なしというのは分かります。独居でないのに家族介護者なしという人が二人います。これは、家にはいるが自分の部屋から出てこないひきこもりの男性二人のことです。ただ、そのうちの一人は、神経難病のお父さんがだんだんと弱り動けなくなってきたら、ご自分で部屋から出てきました。そして介護の仕方を訪問看護師がいろいろ教えて、父親の介護に数カ月がんばり、自宅で父の最期をわたしたち在宅医療スタッフとともに看取りました。

家族介護者なし、独居、昼間独居の患者さんでも適切な在宅療養支援（在宅医療＋在宅ケア）があれば在宅療養が可能になることを示しています。

私が診ていた脳性麻痺の五〇代女性は独居でした。グループホームに入居されていましたが、六年ほど前に独居したいという希望でマンションに移りました。この方は全くの寝たきりで首が少し動く程度でした。朝の八時にヘルパーが訪問し身支度と食事介助をして障害者作業所に通所、四時に帰宅されます。またヘルパーが訪問し、食事介助と着替えを手伝い、八時にはヘルパーは引き上げます。テレビと電気はタイマーをつけてあり一時間後には消えます。往診のときに気づいたのですが、顔を横にするとストローでお茶が飲めるような装置があります。ヘルパーさんが作ったのです。

「夜、お茶飲めへんかったら、かわいそうやろ」

利用者に寄り添わないとわからないヘルパーさんの知恵。感心しました。

夜八時から翌朝の八時までたった一人で、ナースコールも何も押せません。

「寂しくないの？」と聞きましたが、「グループホームよりも今の一人暮らしのほうがいい」と言われました。

援助を受けるということと、自立ということが対立概念のように見られる場合が多いですが、この人の場合、「援助を受けながらの自立」という人間の生き方を模索しているという非常に印象的なケースです。

●在宅での医療内容について

わたしたちはどんなことを在宅医療でやっているのでしょうか。

二四時間三六五日の支援ということで、何かあれば患者宅から電話がかかり基本は看護師が受けます。四人常勤看護師がいますから、一週間ごとに枕元にケータイをおいて対応しています。電話の内容によって看護師だけの対応で安心される場合もあり、そういうときは「翌朝、訪問します」となります。看護師が訪問して対応する場合もあります。これは医師の診察が必要という場合には、私が往診に行くという形で何段階もの対応となっています。

実際、夜中に呼ばれる回数については、ターミナルケアをかかえているケースとその他では違います。大概は、電話対応か訪問看護です。

スライド1のように、レントゲン検査、ＣＴ、手術、輸血以外、小病院外来でできることの多くは在宅でも可能です。

がんのターミナルの場合は、しばしば痛みが患者や家族を悩ませます。このような場合在宅緩和医療を行います。医療用麻薬を適切に使用することで疼痛を緩和し、患者さんの在宅療養の日々が「当たり前の日常」に近くなるように努力します。

スライド2はトリロジーという在宅人工呼吸器の標準機種です。

最近の機種はスライド3のようにコンパクトになっています。

これらは車いすの後ろに積むこともでき、バッテリーが六時間ぐらいもつので外出もできます。去年の台風時に停電になりましたが、六時間以内でしたから事故にはいたりませ

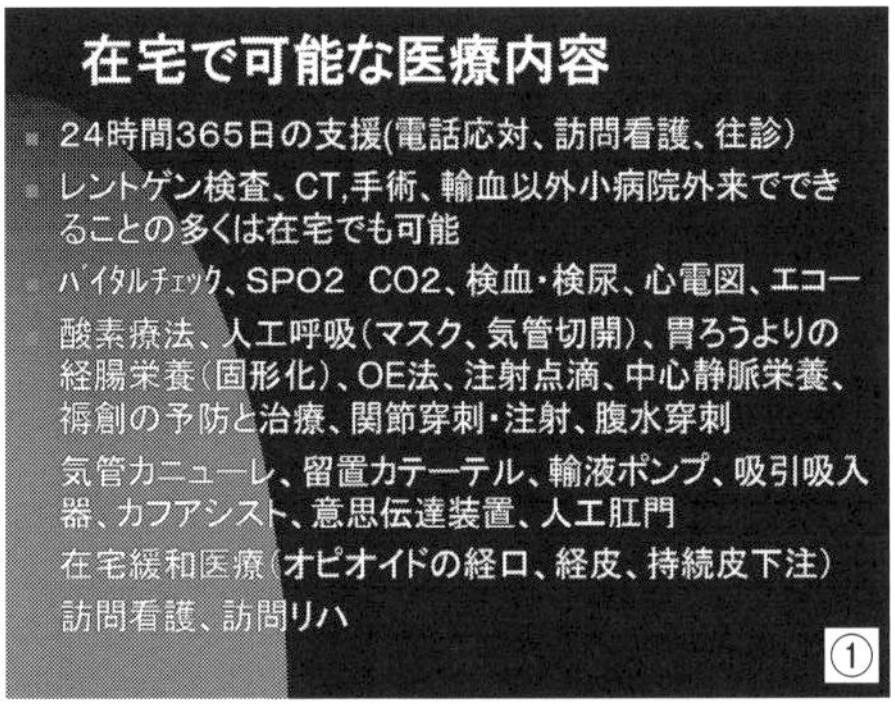

在宅で可能な医療内容
24時間365日の支援(電話応対、訪問看護、往診)
レントゲン検査、CT,手術、輸血以外小病院外来でできることの多くは在宅でも可能
バイタルチェック、SPO2 CO2、検血・検尿、心電図、エコー
酸素療法、人工呼吸(マスク、気管切開)、胃ろうよりの経腸栄養(固形化)、OE法、注射点滴、中心静脈栄養、褥創の予防と治療、関節穿刺・注射、腹水穿刺
気管カニューレ、留置カテーテル、輸液ポンプ、吸引吸入器、カフアシスト、意思伝達装置、人工肛門
在宅緩和医療(オピオイドの経口、経皮、持続皮下注)
訪問看護、訪問リハ
①

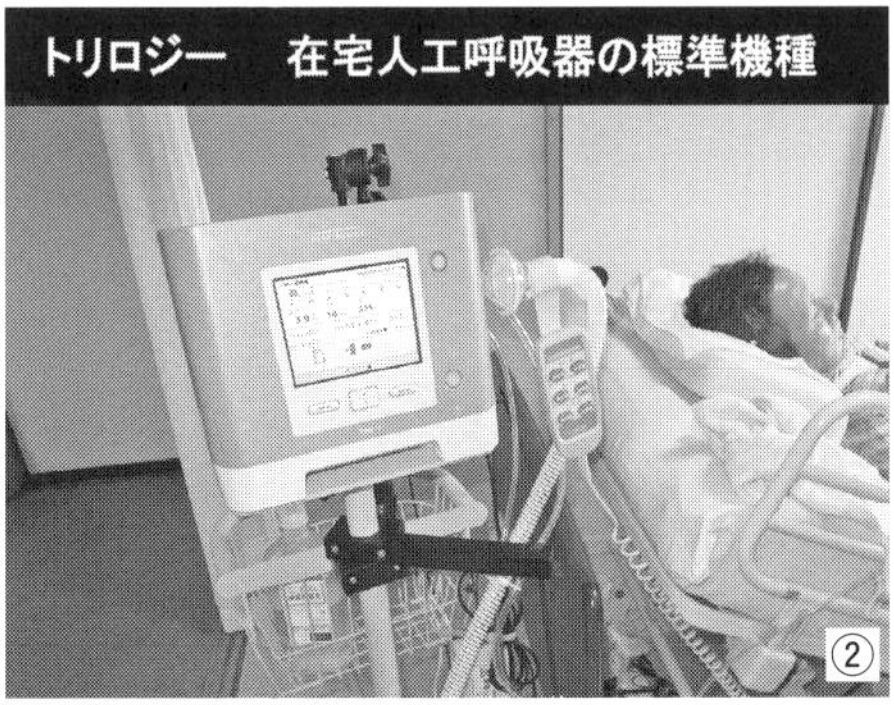

トリロジー　在宅人工呼吸器の標準機種
②

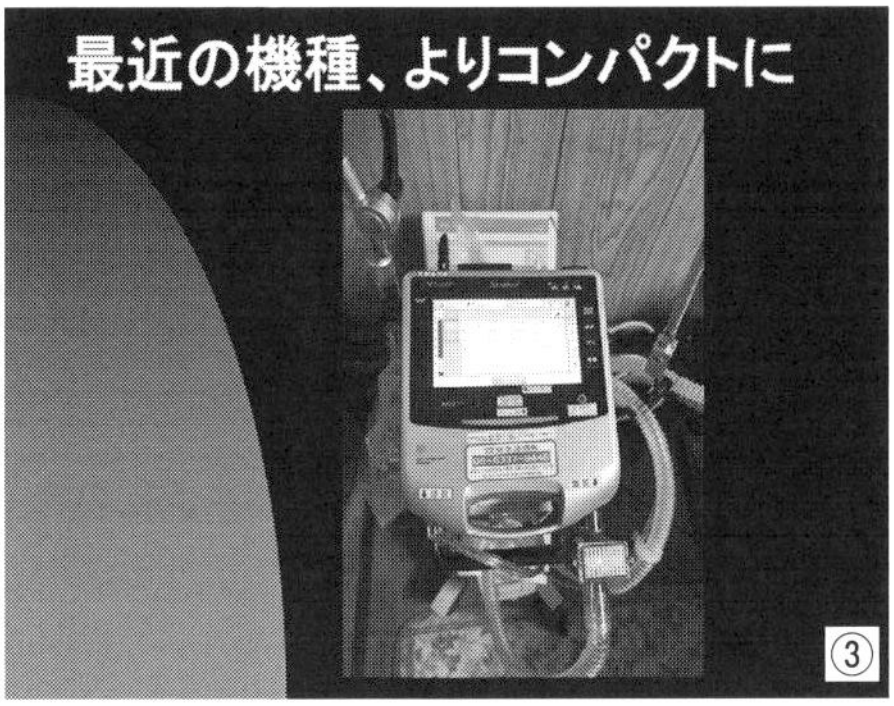

最近の機種、よりコンパクトに
③

んでした。

阪神大震災のときには、民医連の東神戸病院に支援に入りました。そのときに安否確認で在宅患者さんの家を病院の看護師と自転車で訪問しました。周囲には焼け野原が広がっていました。なかで一軒、二階まで消防車の梯子がかかっていて、上がっていったら、人工呼吸器を装着した筋委縮性側索硬化症の患者さんと奥さんがおられました。地震後四時間ほどでバッテリーがあがり、そのあと電気が来るまでの長い時間、奥さんがアンビューバッグをもみ続けたとのこと。今はバッテリーの時間もだいぶ長くもつようになりました。しかし、災害時を考えると、バッテリーがどれぐらいもつかということは命にかかわる大事な問題です。

●在宅医療で目指すもの

在宅医療の目指すものとして、日常的な医学的管理（リスク管理）は当たり前ですが、それに加えて二つの柱があると思います。

一つは安心安全な療養条件をつくることです。二つはリハビリテーションです。人は病気、障害を身に受けることで無力感にさいなまれます。在宅患者さんが障害を持ちながら再び人間らしく生きるための援助がリハビリテーションの目標になるわけです。

つまり、リハビリテーションの目的は、自立度を高め「生活の質」の向上をめざすことと、二つめは患者の「生きる意欲」を支えることになります。

●安心安全な療養条件をつくるために

安心安全な療養条件をつくるために必要なことは、一つ目は患者さんの障害に見合った療養環境の整備です。そのためには、介護用品の導入、生活様式の変更が必要です。具体的には、床からの立ち上がり困難な片麻痺の人では、和式の生活からベッド、車いす、ポータブルトイレ等を利用する洋式の生活様式に変えることです。

ただ実際にはなかなか難しく、ベッドを入れたらベッドの横でおじいちゃんが寝ています。どうしてかと尋ねると「ベッドなんか絶対に使わない」と言われました。簡単に生活様式を変更すると言いますが、八〇年間身につけた生活を簡単には変えられません。低床ベッドの導入など工夫が必要です。患者の障害に応じて、手すりの設置や段差解消、便所・浴室、玄関等の改造など住宅改造を行います。

二つ目として、介護体制づくりがあげられますが、夜間帯は家族介護の現状があります。夜間の訪問介護、看護もありますので、おしめの交換や痰の吸引が必要な場合、サービス利用をすすめるのですが、意外とご家族から断られるケースが多いです。夜間帯の家族介護が過重な負担とならないように介護内容を整理し提案していく必要があります。

三つ目として、患者さんに必要とされる適切な医療介護の提供があげられます。ケアマネジャーを中心にケアプランを立てサービス担当者会議で確認します。

●リハビリテーションの目的

リハビリテーションの一つ目の目的は、自立度を高め「生活の質」の向上をめざすことです。これは訪問リハの主要な課題であり、他職種も協力します。ベッド上から居室、屋内、屋外へと患者さん自身の生活する範囲（生活空間）を広めていくことです。二つ目は、社会参加としてデイケア、デイサービスへの参加、患者会への参加などです。三つ目としては、コミュニケーションにより情報から得られ意思が伝えられること。四つ目としては、味わうことです。

これらのことが「生活の質」の向上という点から考えると、非常に大事な課題となります。

●自立度を評価し、自立度を上げる

在宅患者さんは障害を持つ人でもあります。その障害を評価しましょう。最も低い「自立度一」は寝たきりです。寝たきりでも寝返りができない寝たきりと寝返りができる寝たきりに分かれます。それを評価します。寝返りができない人に寝返りができるようにするのにどうしたらいいのかを考えます。寝返りができれば床ずれはできにくくなるからです。

それよりも少し高い「自立度二」は起座（おきあがり）、座位保持可能です。ベッド柵の設置やリハビリ訓練で「自立度二」になれば、しびんが使えるようになり、男性患者なら、昼間独居が可能になります。

「自立度三」は、起立、立位保持が可能なことです。「自立度四」はトランスファ（移乗）ができる自立度、つまり、立った位置から車いすに乗り移る、あるいはポータブルトイレに乗り移ることができます。こういったことができれば、訪問介護や訪問看護の導入で独居が可能になります。退院時の機能が維持できる可能性が大となります。

われわれリハビリテーション従事者の立場から言えば、なんとか回復期リハビリテーション病棟退院前に「自立度四」まで持ち上げて帰してあげたいと思うわけです。それより上の「自立度五」は屋内歩行自立。装具を付けたりしてもいいわけですが、家の中を人の手を借りずに移動ができる状態です。

そして「自立度六」は屋外歩行自立です。

リハビリ訓練の目標としては、自立度を一段階でも上げるということが「生活の質」を高めるためにも大切なことです。

●寝たきりよりも座りきり

ずいぶん昔、スウェーデンの大臣が日本の特別養護老人ホームを見学に来たときに、大部屋にずらっと並べたベッドに寝かされ、鼻から経管栄養している患者たちを見て、「わが国にこのような寝たきり患者はいない」と。厚生省の役人がびっくりしてスウェーデンに視察に行ったら、確かに寝たきり患者はいなかったが車いすに「座りきり」でした。

今、施設では日中は車いすに座らせていますから、スウェーデンの三〇年前の状況に今の日本がやっと追いついたということですが、病院の一般病棟はまだまだの状況です。

この「座りきり」ということでも「寝たきり」よりもずっと良いのは、座位になることで患者と介護者の目線が水平になることです。常に上から見下ろされるという存在から解放されます。人としての尊厳に関わることとしてとらえたいと思います。

座位訓練により、寝たきり患者さんの大部分は座らせることができます。ですから往診に行き、入院中あまり訓練を受けずに退院した寝たきり患者については、座位がとれないかどうかをいろいろ試してみます。

●端座位のすすめ

背中がずっと起き上がるギャッジベッドを使っている患者さんが多いですが、ギャッジベッドのギャッジアップ座位では廃用症候群を予防できません。あれでは背中の背筋を使わないので、座れるようにはなりません。座位訓練の目標は、ベッドサイドで床に足をつけ、後方と側方支持のない端座位がとれることです。安定した端座位がとれないと立ち上がりの訓練はできません。

安定した端座位が取れる机として、えぐり（カットアウト）がつき、高さが調整できるサイドテーブルがあります。（スライド4）

肘を机につけ、立ち上がりの前提として、こういう座位がとれることが大事です。起立

訓練は安定した端座位が前提ということです。（スライド5）

●生活空間を広めるということ

「生活の質」を高めるためには、まず生活空間の拡大をはかることが必要です。生活空間の拡大で、廃用症候群の進行による機能低下が予防できます。

リモコンなどベッドまわりですべてができるようにしてしまうと、生活空間がベッド上に限定されてしまい、廃用症候群の進行は止められません。便利さが仇になります。病院でいろいろ訓練をしても、退院すると面倒だからと食事もベッドでとる患者さんがみられます。ギャッジアップで背中を起こして、オーバーテーブルで食事をする。テレビもその状態で見るといった具合です。

生活空間がベッド上だけで留まるような状況をつくると、入院中にしていた介助歩行訓練などもできず寝たきりになってし

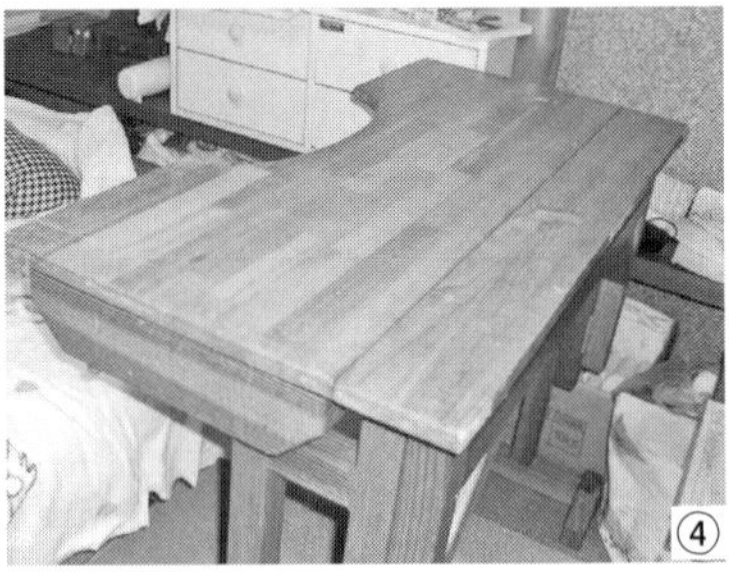
④

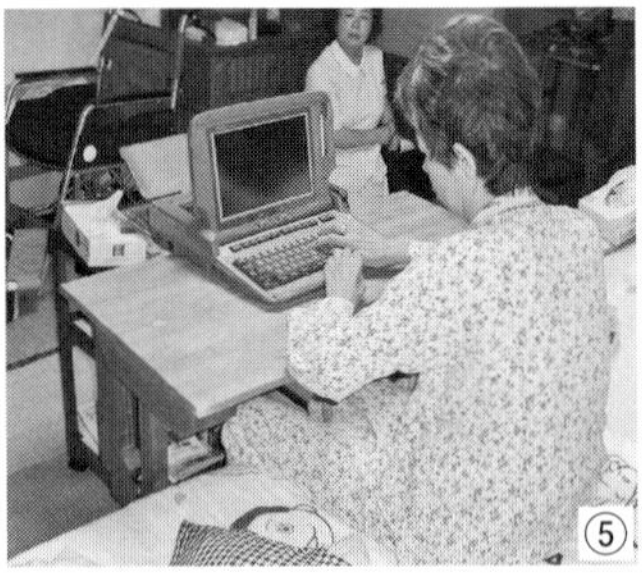
⑤

まいます。

可能であれば、寝室と日中の居室を分けることで患者さんの生活空間は、寝室、居間、トイレ（浴室）と広くなり、その間の移動が歩行訓練となり機能低下が予防できます。「さあ、今から歩きますよ」というような形で、家で介助歩行の訓練を家族にお願いしてもまずできません。患者さんからすれば「なんでそんなしんどいことをしないといけないのか」ということになってしまいます。

しかし、隣の部屋から「おじいちゃん、ごはんできたよ」と声をかけ、ベッドサイドに行き片手を添えて台所まで歩かせて食事をすれば、その間の移動が訓練となっています。患者さんの意識としては、おなかがすいたのでごはんを食べるために移動するわけですが、結果としてそれが歩行訓練になるということです。「訓練をこれからやりましょう」という形ではうまくいきません。

●生活空間を広げるためには

病状が進行し屋内歩行ができなくなったら、介助用車いすの導入を考えます。スライド6のように、頭の支持がついた車いすもあり、神経筋難病患者が使用しています。

ある神経難病の患者さんがベッドからトイレに歩いて行けなくなりました。われわれは介助用車いすの導入を考えていました。

往診に行くと、キャスター付きのオフィス椅子のアームレストを外して自分の足で動かして、ベッドからトイレへ行きます。そこで用を足して自分でベッドに戻ります。トイレのドアの幅が六〇センチで、介助用車いすは入れません。ところがキャスター付きの椅子であればトイレに入ることができます。患者さん自身が、家にあるものを工夫してつくられており、われわれにはない発想で考えたものです。この患者さんの生活空間は、ベッド上だけではなく、トイレに自力で行けるところまで広がったのです。こういう患者さんの知恵から教えられるものが多くあります。（スライド7）

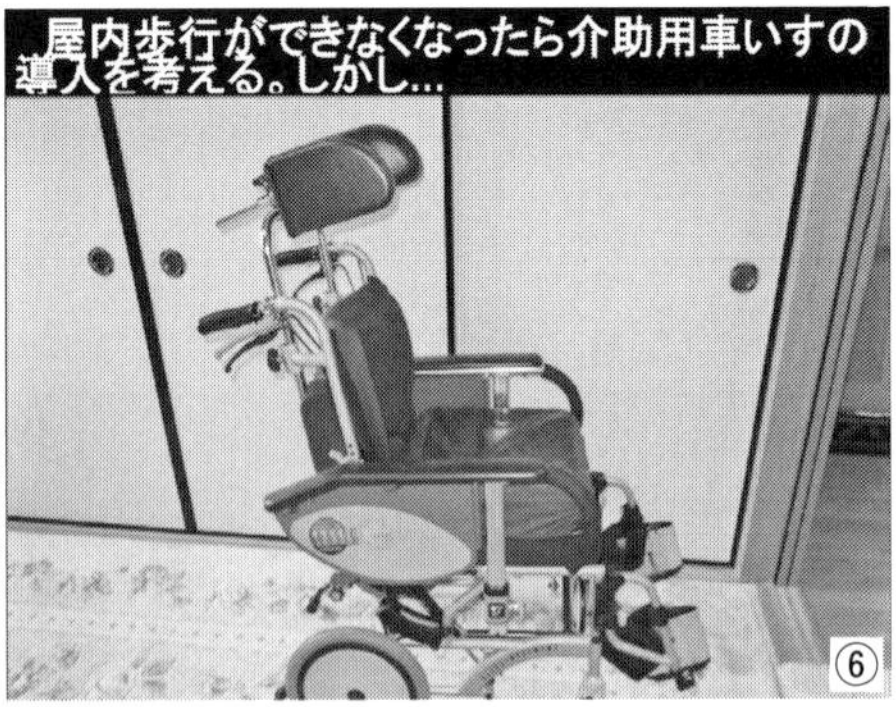
屋内歩行ができなくなったら介助用車いすの導入を考える。しかし…
⑥

生活空間を屋外に広げるには、屋内外の出入りを容易することが必要です。玄関の上がりかまちに、手すり、移乗用台、玄関の段差を解消するための低床型垂直リフトなどを設置します。スロープでもよいが場所をとります。出入りのごとにセットが必要です。

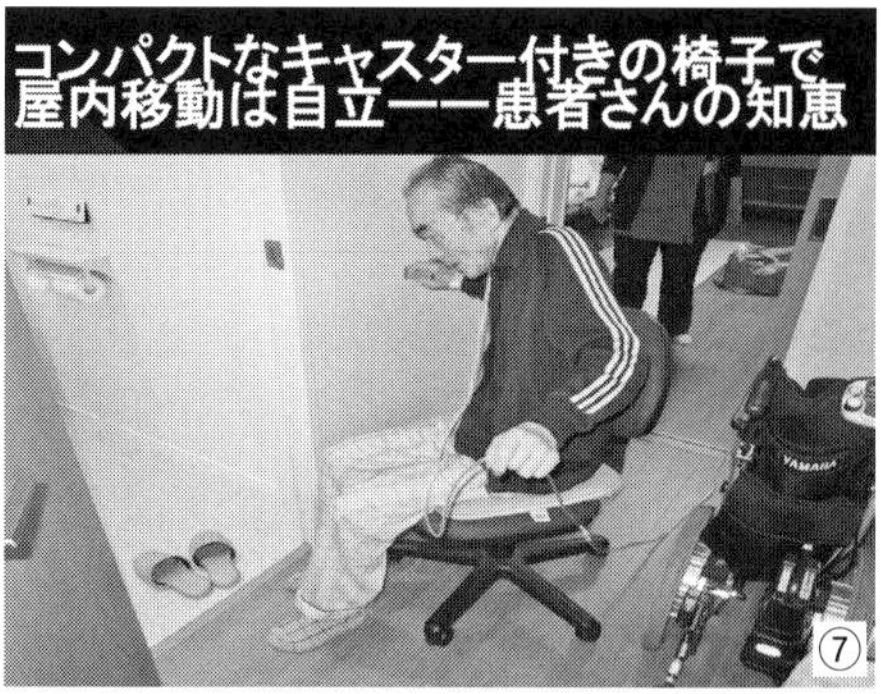
コンパクトなキャスター付きの椅子で
屋内移動は自立——患者さんの知恵
⑦

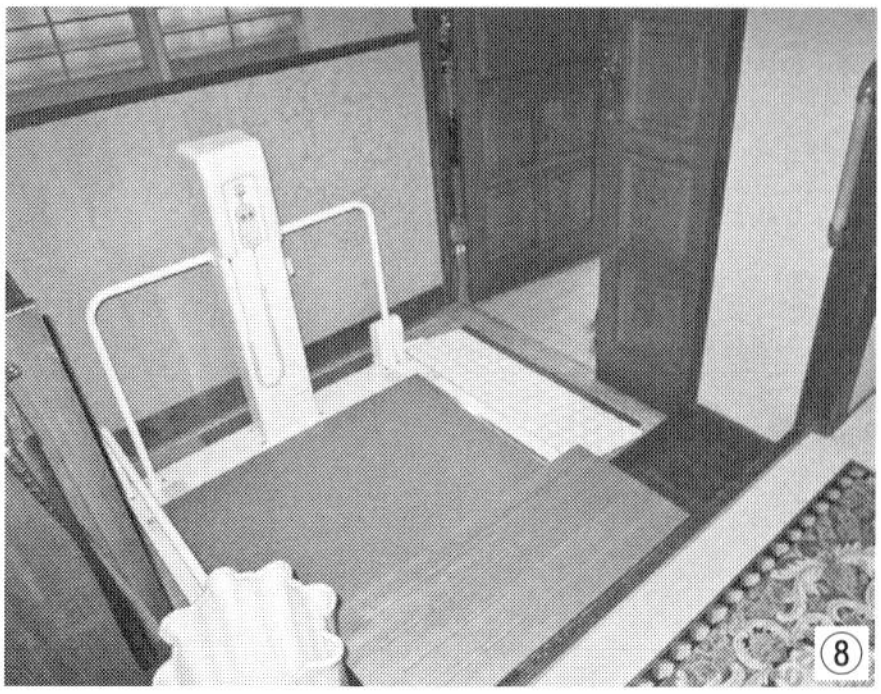
⑧

車椅子、特に電動車いすの導入は、生活空間を飛躍的に拡大できます。社会参加への有効な手段です。寝たきり患者でも、リクライニング車いすで外出の機会を作ることで「生活の質」は高まります。

スライド8は玄関に設置した低床型垂直リフトです。こういうL字型になっているような玄関のあがりがまちであればスロープを置けないので、これしかありません。車いすを乗せてあがり下がりができます。介護保険を利用して一〇％の自己負担で設置できます。

●コミュニケーション能力を高める

コミュニケーションは、人が人として生きるための重要な手段です。コミュニケーションは言語の理解と表出が可能なことで初めて成立します。コミュニケーションの障害が理解面にあるのか、表出面にあるのかを評価し対策を考えます。コミュニケーション能力を高めることは、「生活の質」の向上に必須の条件です。

神経難病患者の障害が重度化すると、理解は障害されませんが表出が障害されます。しゃべることも書くこともできなくなりますが、聞くことや読むことは全く正常です。そうなると、その方の表出面の支援の方法を考え、「意思伝達装置」等の導入を考えます。患者さんの残存機能を評価し、意思に従って入力可能なスイッチ（インターフェイス）を患者さんごとに工夫する必要があります。

スライド9はわりと汎用されている意思伝達装置です。

この画面に五〇音図が出ます。「こんにちは」を入力する場合、まず行を選びます。移動する指標がカ行に来たときにクリックすると止まります。次に段を選びます。「カキクケコ」と動くので、コのときにもう一度クリックすると「こ」が入力できます。非常にまどろっこしいのですが、こうして文章を綴ることができるわけです。

　この方の場合、スイッチはフットスイッチなので、足を少し動かすことでスイッチが入ります。ただ、これも障害が進んで使えなくなり、結局、顎関節筋の筋電をひろうことになりました。わずかに顎を動かすと筋電が反応します。患者さんの随意的（自分の意思で動く）なところはどこかということを考えてインターフェイスを考えます。視線入力というのもありますが、練習が必要です。

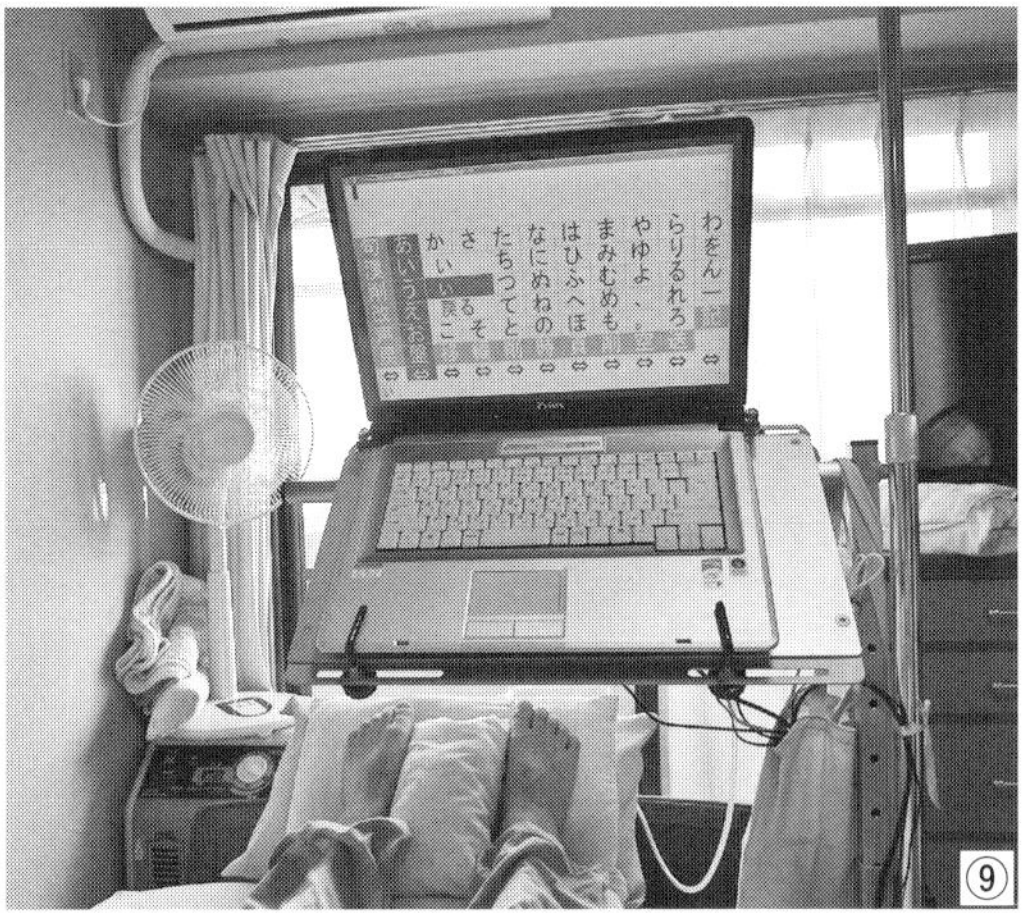
⑨

　脳波を利用したインターフェイスが阪大で研究されていますが実用化には至っていません。
　主介護者の奥さんに「ご主人はこの機械でどんなことを綴ってますか」と聞いてみたところ、「そうね。この前は、『年末ジャンボ一〇枚買ってこい』と言ってました」。
　その当たり前の日常の夫婦の会話に、なぜかうれしくなりました。

●歯科医師との連携で咀嚼力の維持強化をめざす

嚥下障害のリハでは咀嚼力強化が大切です。これは神経難病、脳血管障害などの患者さんはしばしば嚥下障害を合併し、誤嚥性肺炎の原因となるからです。肺炎が体力低下を招き、さらに嚥下機能を低下させる悪循環に陥ります。

嚥下障害のリハビリテーションにはまず嚥下機能の評価をします。嚥下障害の原因が咀嚼にあるのか、嚥下にあるのかを調べ、専門のセラピストがリハビリテーションプログラムを作成し訓練を実施します。あわせて嚥下訓練を家族に指導します。誤嚥しにくい嚥下訓練食の作り方を指導します。どういう姿勢で食べるかという摂食体位や歯科衛生士の指導による口腔衛生、こういったことが嚥下障害のリハとしては大事です。

しかし嚥下しやすさを優先とすると、しばしば咀嚼力の低下を招きやすくなります。結局、柔らかいもの、飲みやすいものになると、噛まなくてもいいものということになります。これらは誤嚥しにくいかもしれませんが、咀嚼力は低下し、それが新たに嚥下障害へとつながってしまいます。咀嚼と嚥下は一連の過程なのです。

特にいけないことは、誤嚥をくりかえす患者さんに胃ろうをつくったときに、そのあとの指導として「口から食べさせると肺炎を起こすから、これからは経腸栄養でいきなさい」ということです。主治医からそのような指導を受けて帰ってこられる患者さんに対しては、家族も怖いので食べさせられないし、ご本人も口から食べられません。ますます咀嚼もしなくなりますから、顎関節の拘縮が起こり唾液の分泌も悪くなってしまいます。

しかし、それは違うのではないでしょうか。基本的なカロリーや水分は経腸栄養でいきながら、「味わう楽しみ」として、少量のたべものを口から摂ることを保障することが私は正しいあり方だと思います。そのためには、歯科医師との連携で咀嚼力の維持強化を目指すことが嚥下障害の進行予防に重要です。

●「味わう楽しみ」を大切に

たとえ高度の嚥下障害があって胃ろうの経腸栄養を実施中の患者さんであっても、「味わう楽しみ」を奪ってはなりません。経口食か経腸栄養の二者択一ではなく、経腸栄養で必要な栄養分と水分を補給し、「リンゴ噛み」で味わう楽しみを得る。「リンゴ噛み」は、食品をカーゼに包み患者さんの口内に入れ咀嚼をうながすことです。これは別にリンゴでなくても、梨でもいいのですが、短冊形に切って、ガーゼに包み、口に入れて噛んでもらいます。イギリスの言語療法士が日本に講演に来たときに教えてもらいました。会場にいた人が「スルメではだめですか?」と聞いたら、「スルメってなんですか?」と言われましたが、ご本人の好きなものを口に入れて、ガーゼにつつんで咀嚼してもらうことで、味わう楽しみを得て誤嚥も防ぐことになります。

最近私が経験したケースでは、中トロやうなぎをガーゼに包んで食べたケースがあります。どんなに進行して重度になっても、味わう楽しみというのは大事にしなければいけないと思っています。そういうところでは医師と歯科医師が連携し、この問題についても取り組むべきだと思います。

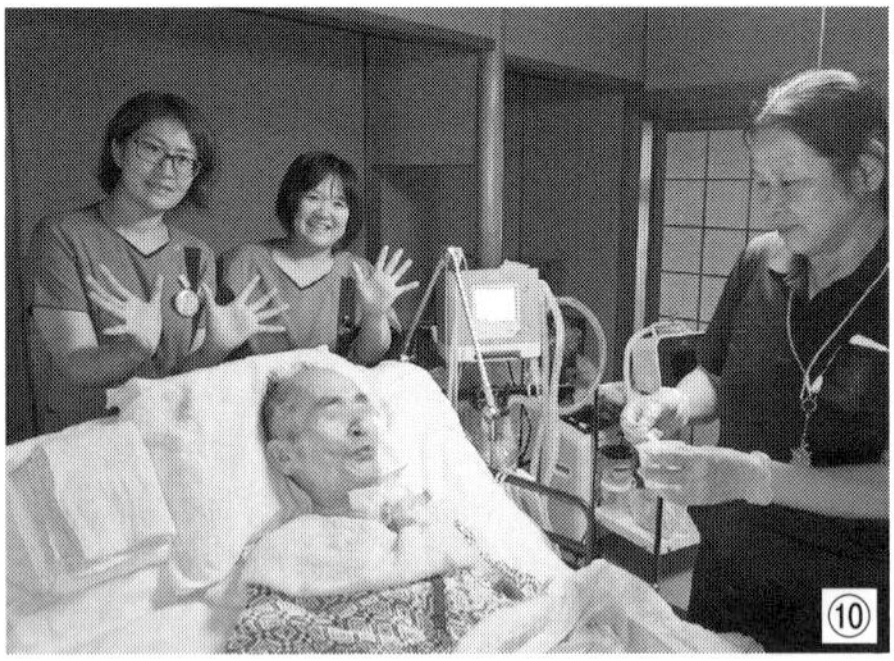

スライド10の方は人工呼吸器を装着した筋萎縮性側索硬化症の患者さんですが、口に含んで食べています。この人は胃ろうはしていますが、奥さんがいろんなものをつくられます。往診のとき「どんなものを食べましたか」と聞きますと、「ふろふき大根」などとその日に食べたものを教えてくれます。この患者さんにとって「味わう楽しみ」が日々の療養生活で最大の喜びとなっていると思います。

●「生きる意欲」を支えるために

「生きる意欲」を支えるために、患者さんが自ら求めるものを見つける手助けをすることが大事なことだと思います。押しつけではなく、意欲を持って取り組めるものが必ずあると信じて、既成概念にとらわれず、安全性に留意して、しかし安全性を理由に否定せずともに知恵をしぼります。「口から食べたら肺炎を起こすから一切食べたらいけない」などというやり方ではなく、ともに知恵をしぼるということです。

障害によりできなくなったことに目を向けるよりも、できるものを見つけていこうと呼びかけています。患者さんの「求めること」から出発し、医療・介護職として何ができるかを考える姿勢を失わないことが大事ではないかと私は思っています。

さらに、患者さんにとって「生きる意欲」とは、一人ぼっちでないと思えることです。人との「きづな」の実感が大事です。笑顔と笑い。

さらに、見る、聞く、触れる、味わう、匂う、風のそよぎを肌に感じるなど五感が刺激されることです。

五感が刺激されない状況が患者さんです。寝たきりでずっと入院している人、ずっと在宅の患者さんは五感を刺激されることがないわけで、それは人間にとって大変な不幸だと私は思います。

●ひとりではないというメッセージを出し続ける

独居のＡＬＳ患者さんに自宅で告知したケースです。筋萎縮性側索硬化症の独居の患者さんです。普通は入院中に告知して退院です。これは大阪市内の大病院の患者さんで、主治医が「独居でもあるし、この病気を告知することは本人にとっては非常に気の毒」ということで告知しませんでした。

私が筋萎縮性側索硬化症であることを告知し、「この病気は残念ながら治らないが、これから起こってくる障害についてはいろいろと対策と選択肢がある。呼吸がしにくくなったら人工呼吸器を付ける。手足のまひについては車いすを導入する。しゃべれなくなったら意思伝達装置がある。食べられなくなれば胃ろうもあります」と病気と病気によっておこる障害とその対策について説明をしました。

実際にそれを選択するかどうかは患者さんが決めることですが、判断できる情報を患者さんにきちっと提供することが大事なことだと思います。

そのうえで「病気のこと、体の症状のこと、障害に対する方針選択のこと、日常生活のこと、これからの生活の場のこと、その他心配なこと、こんなことができないかなと思うことなど、なんでも相談してください。あなたの在宅療法生活を私たち神経難病ケアチームが精一杯知恵を出して支援していきます。あなたは一人ではありません」ということを書いたメッセージを渡しました。独居で、高齢で、なおかつ神経難病でという場合、本当に孤立無援という気持ちになって当たり前です。やはりそういう患者さんをわたしたちが支援するためには、メッセージを出し続けることが大切だと思います。

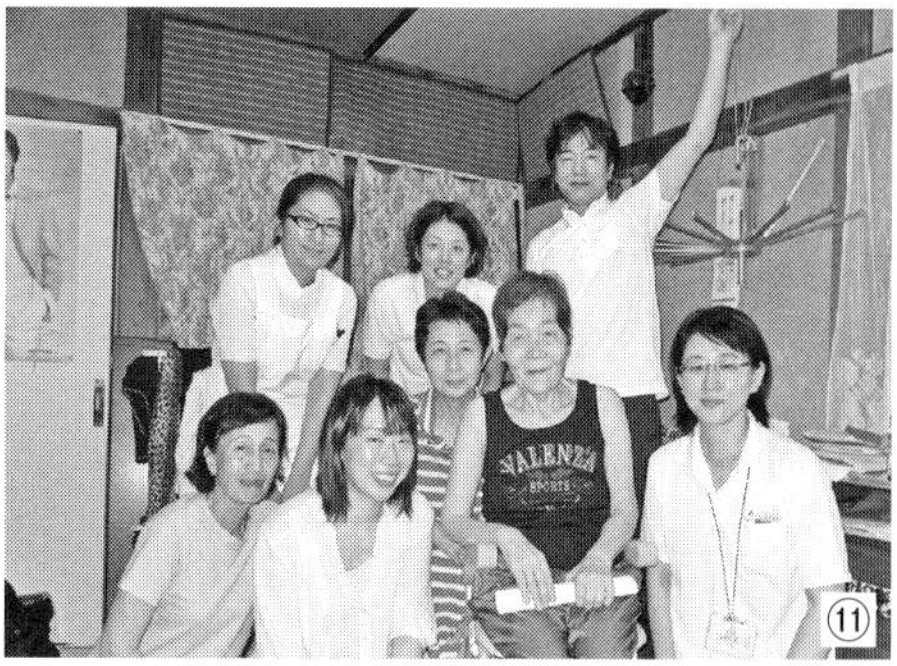

スライド11はサービス担当者会議を開いたときの記念写真です。

●患者さんに楽しみにしてもらえるように

患者さんと家族の写真を撮ってさしあげます。「もう何十年も夫婦で写真なんか撮ってもらったことはありません」と言われます。家族の患者さんにそそぐまなざし、会話が弾み療養生活の中で貴重ななごみのひとときとなります。ときに楽器を演奏します。

総じて、私たちのおとずれ（往診）を楽しみにしてもらえるような、そういう往診でなければならないと思っています。

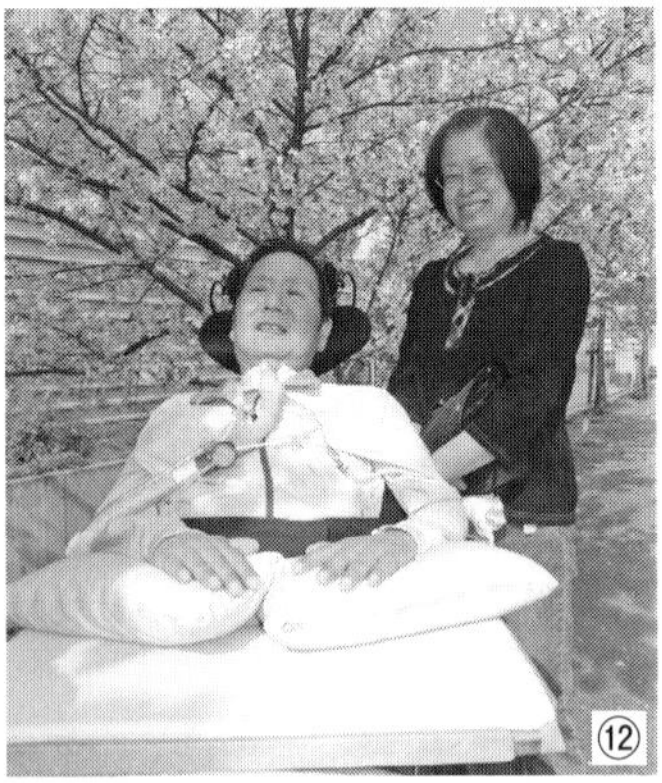

スライド12は筋萎縮性側索硬化症の患者さんとお花見に行ったときの写真です。人工呼吸器を車いすの後ろに積んでみんなで行きました。さくらの木の下で奥さんと一緒の記念写真では笑っておられます。毎年一回行きますから写真がリニューアルするわけです。この方は人工呼吸器を一〇年間付けましたが、毎年、さくらの木の下で撮るときの笑顔が非常に印象的でした。

スライド13は別の患者さんですが、この方も筋萎縮性側索硬化症です。人工呼吸器を付けてみんなで介護タクシーを使って外出しました。

外に出て、まぶしい光を浴び、風のそよぎをほほに感じる。そういう五感を刺激される経験は、日常的には難しいのですが、イベント的であったとしても、五感を刺激される体験は、患者さんにとって非常に貴重なものだと思います。

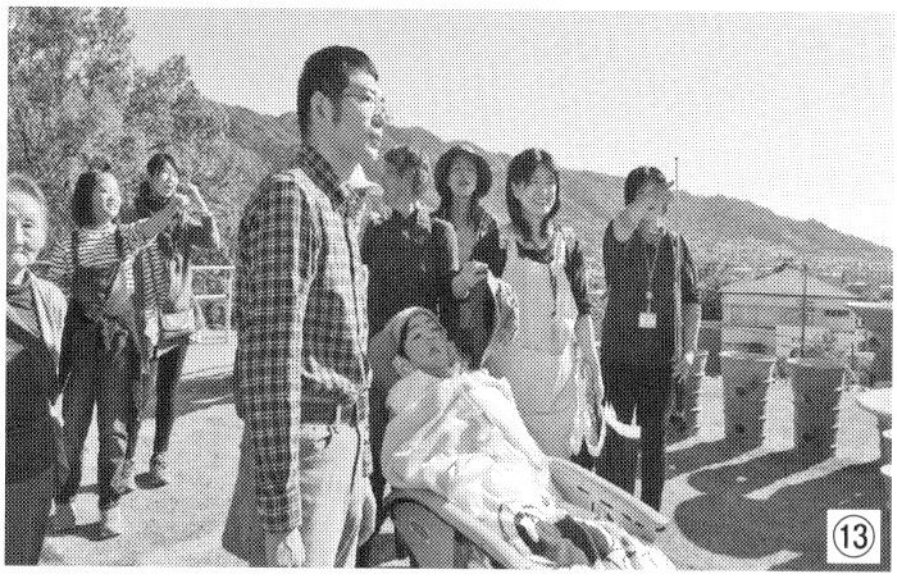
⑬

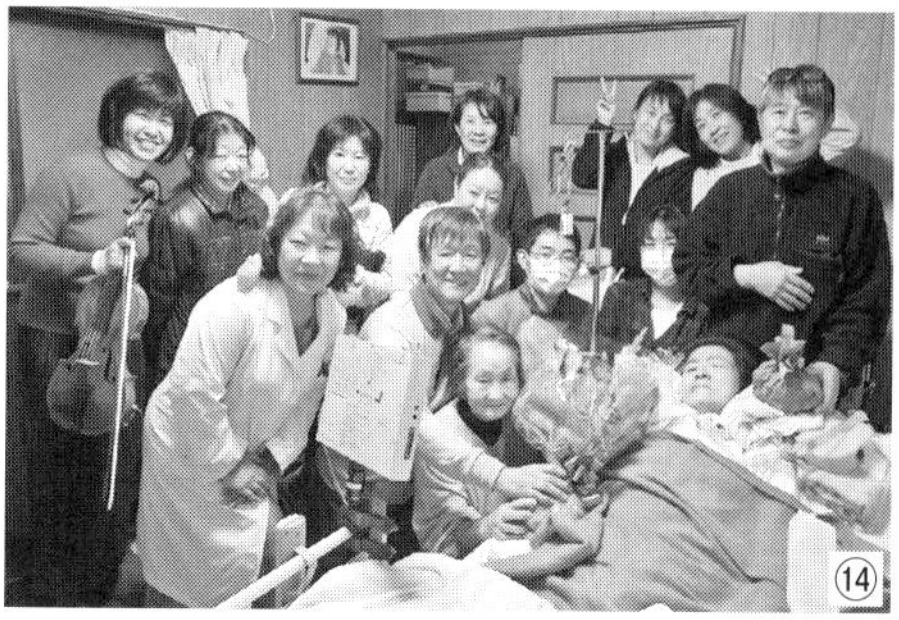
⑭

年末出張コンサートと称して、何軒かの神経難病の患者さん宅でプロのヴィオラ演奏家を交え、ボーカル、キーボード、オカリナのユニットで合奏します。毎年一二月二七日にやることにしています。（スライド14）

●職種間連携としての在宅療養支援チーム

在宅医療で私が大事だと思っているのは、患者さんと家族のために力を合わせる職種間連携の大切さです。それを保障するものは、多職種の参加する在宅医療支援チームの形成です。電話やファックス、連絡ノートなどによる日常的な情報交換をしていますが、褥瘡などの画像はスマホで情報交換をしています。

患者さん宅でのサービス担当者会議の定期開催も大事です。サービス担当者会議は、医師が忙しいから医師抜きでやる場合が多いですが、やはり主治医が参加し、サービスに関わっている各職種とともに会議することが大事です。私の患者さんについては、私の往診日に合わせて会議を設定してもらっています。

チーム医療による在宅療養支援として、患者さん、家族を中心にした在宅療法支援チームを形成します。今のところ、ケアマネジャー、主治医、保健所保健師、訪問看護士、診療所看護士、セラピスト、ヘルパー、住宅改造、介護機器担当者などがチームのメンバーですが、今後は、歯科の主治医の先生や担当薬剤師にも入っていただきたいと思います。このメンバーで患者さん宅でのサービス担当者会議を定期開催します。

話し合う中身は、病状、障害像など患者さん情報の共有や、サービスの現状と問題点、患者さん、家族の希望する医療介護内容を聞き、ケアプランの改善に努めます。さらに時として人生の終末期にあたりどういう医療やケアを希望するのか、希望しないのか、そういうことに対する思いを患者さんに十分に出していただきます。厚生労働省の提唱する人生会議（ＡＣＰ）にもなるのです。

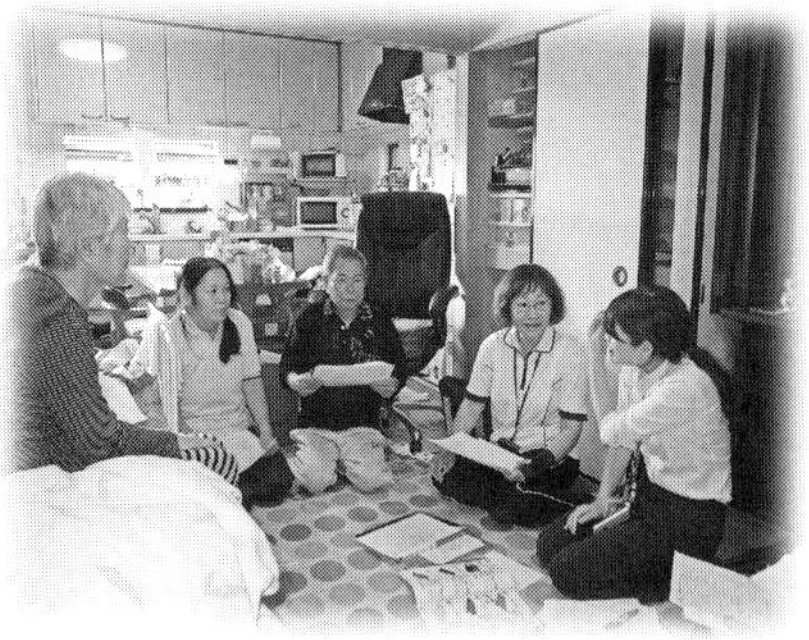

自宅でするサービス担当者会議

実際は一回で決めることはなく、考えていかなければいけない問題が次々とでてきます。課題の整理と援助方針の確認としては、今何が問題かをチームとして常に把握していることが大切です。

●在宅看取りで印象的だったこと

在宅看取りについてですが、特にがんの末期の患者さんで経験することです。月二例ぐらいあります。

在宅看取りの場において私の印象に残っているのは、むしろ死の直前まで当たり前の日常生活を生きてこられて、すーっと眠るように亡くなった幾人かの患者さんの言葉です。

身体の自由は利かなくても、住み慣れた自分の部屋、毎日目に入る天井の木目、窓、窓から聞こえてくる秋の虫の音、家族の声、顔、まなざし、交わす会話、家族への気配りといったことが、いわゆる当たり前の日常として体験するものです。

亡くなる前日、訪ねてきた孫に「冷蔵庫のアイスクリーム食べさせてやりや」と娘に声をかけた患者さん。「今朝、畑で採れた小芋持って帰り」と嫁に包ませた患者さん。「酒は燗にかぎる」とうまそうに燗酒を口にした患者さん。がん末期の動けない身体で「ミカちゃん（患者は自分のことをそう言う）ね、お味噌汁が上手なの。パパが造ったお野菜いっぱい入れたお味噌汁、先生に食べさせてあげる」そういって一週間後に亡くなった患者さん。死の一〇日ほど前、パチンコが好きな患者さん。モルヒネ持続注射器を付けたまま職員とパチンコに行き、「勝った、勝った」と大喜びしていた顔等々が印象に残っています。

つまり、当たり前の日常のすぐ先に穏やかな死があるということです。例え痛みを伴う末期がんの患者さんでも、緩和医療で疼痛コントロールが成功すれば、患者さんや家族にとって「当たり前の日常」が取り戻すことができます。

病室の白い天井を眺め、小走りに廊下を急ぐ看護師の足音、ナースステーションの心拍モニター音に耳をそばたてて死の恐怖と向き合う日々を送る患者さん。そのような患者さんに必要なものは、自宅での家族との「当たり前の日常」ではないのでしょうか。それをできる限り取り戻そうとすることが在宅医療の目標であり、「当たり前の日常」のすぐ先に穏やかな死がある。在宅看取りの目標を私はそのように考えています。

●介護者と患者の気持ちに寄り添う

私の考える在宅医療の心得は介護者と患者の気持ちに寄り添うこと。とりわけ介護者の気持ちを十分にくみ取る必要があるのではないかと思います。家族としてずっと看てあげたいという思い、看ることのつらさ。特に、夜間の介護の中で心が揺らぎます。

患者会の場で、寝たきりの母の介護に疲れた娘さんが、夜間に乱暴な体位交換をしてしまい自己嫌悪に陥った体験を「私の心に鬼がいる」と涙声で語りました。会場は多くのご家族の共感の声に包まれました。

介護サービスは昼間に集中し夜間は家族介護という現状では、介護者の肉体的・精神的なストレスは大きくなります。家族とのプライベートの場に入り込み、患者のことであれこれ指示されるのはたまらないという思いも当然あるわけです。

患者にとって十分な介護がされていないと思えても、「あなたのお父さんでしょ」というだけでは家族の反発を招くだけです。病院と在宅では、介護の主体者が医療スタッフから家族に代わることを忘れてはなりません。わたしたちは決して病院と同じような感覚で家族に接してはいけないのです。病院であれば、家族は患者さんを預けていると思いますから、医療や介護内容に関していろんな思いがあっても言いづらいでしょう。だけど家に連れて帰ったら、介護の主体者は家族ですから、それにあれこれと言われるのはたまりません。患者と同じように、またはそれ以上に、介護者である家族の思いを聴き、支援するという私たちの姿勢がないといけません。それが家族に届かないと在宅療養支援は成功しないと思います。また患者の家族からの信頼が、私たちを励ますことにもつながります。

●在宅で関わってきた患者さん

Oさんのこと―三〇年前の経験―

兵庫県の循環器病センターに研修に行ったときの私の経験です。筋萎縮性側索硬化症をわずらい、呼吸不全のため緊急入院し人工呼吸器を装着しました。病状が落ち着き、「今後どうしたいですか?」と聞いたのです。そうしたら意思伝達装置で「いえにかえりたい」と言われました。人工呼吸器装着の神経難病患者は集中治療室で長期療養を強いられた時代です。当時、在宅人工呼吸というのは保険適用がされず、一台二五〇万円もする人工呼吸器を買わないといけないわけです。院長の英断で貸し出しが認められ、また在宅医も見つかり在宅療養が始まりました。この当時、人工呼吸器を付けた筋萎縮性側索硬化症患者さんの在宅療養は全国でも数十例でしたが、在宅人工呼吸が保険適応となった今は三〇〇〇例を超えています。Oさんの家に往診にいき「在宅人工呼吸器を始めてなにがよかったか」と聞きました。Oさんは意思伝達装置で「びょういんではかんじゃだったが、いえではふうふげんかもできるし、こどももしかれます」とつづりました。夫として親としての役割が果たせているということでしょう。

退院に備え大工さんの弟さんが寝たまま入れる浴槽を作ってくれました。奥さんが全介助のOさんを抱いて、浴槽に沈めて体を洗ってくれる。Oさんは奥さんの顔を見上げています。その情景をOさんは短歌に詠まれました。

ほそきみの　われをいだきて　ゆにいれし
　つまのひたいは　たまのあせして

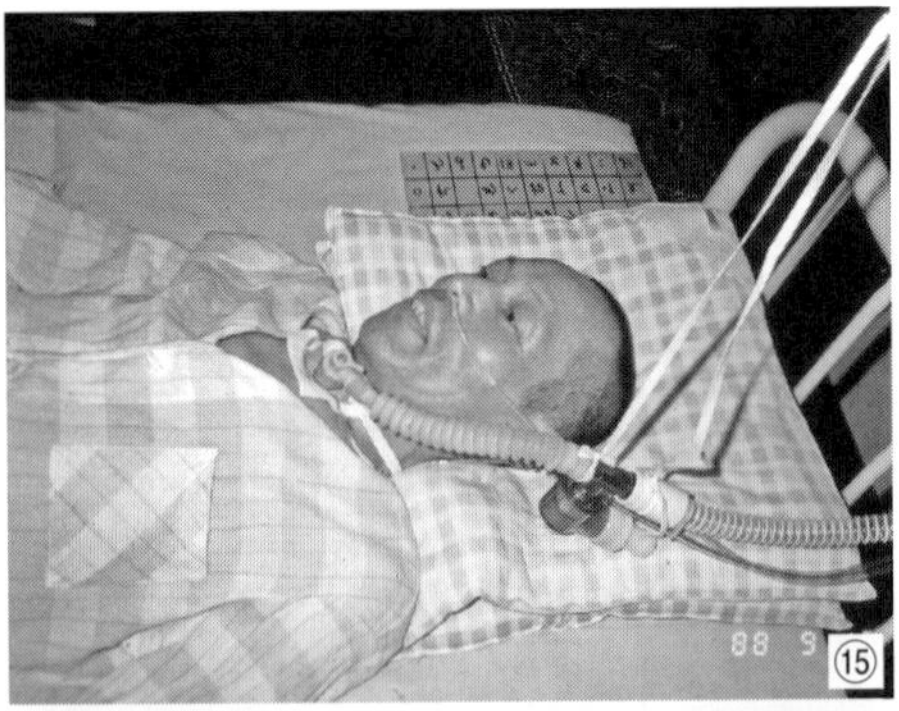

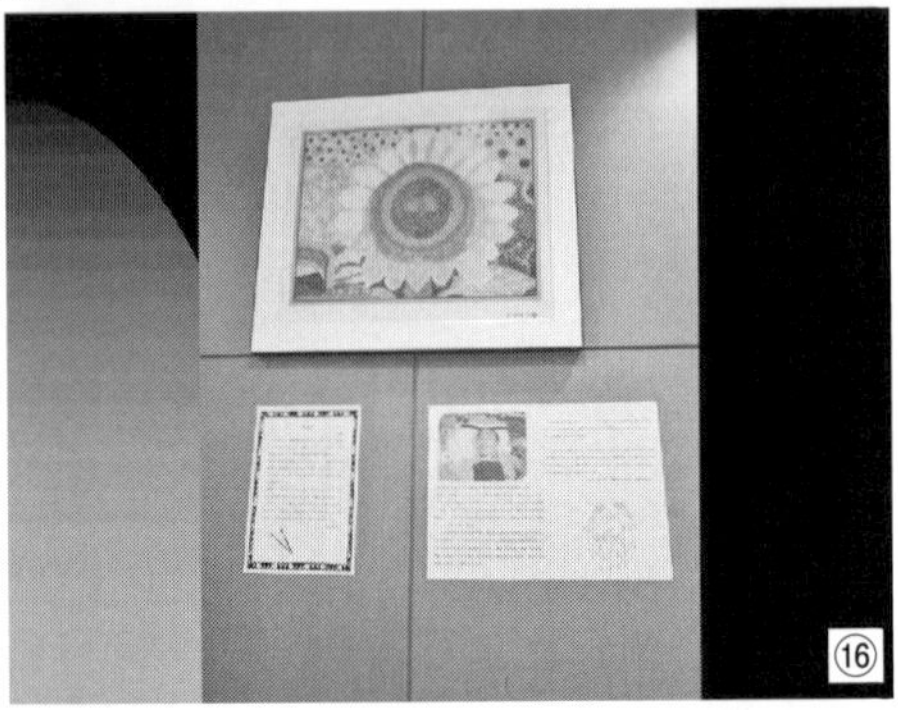

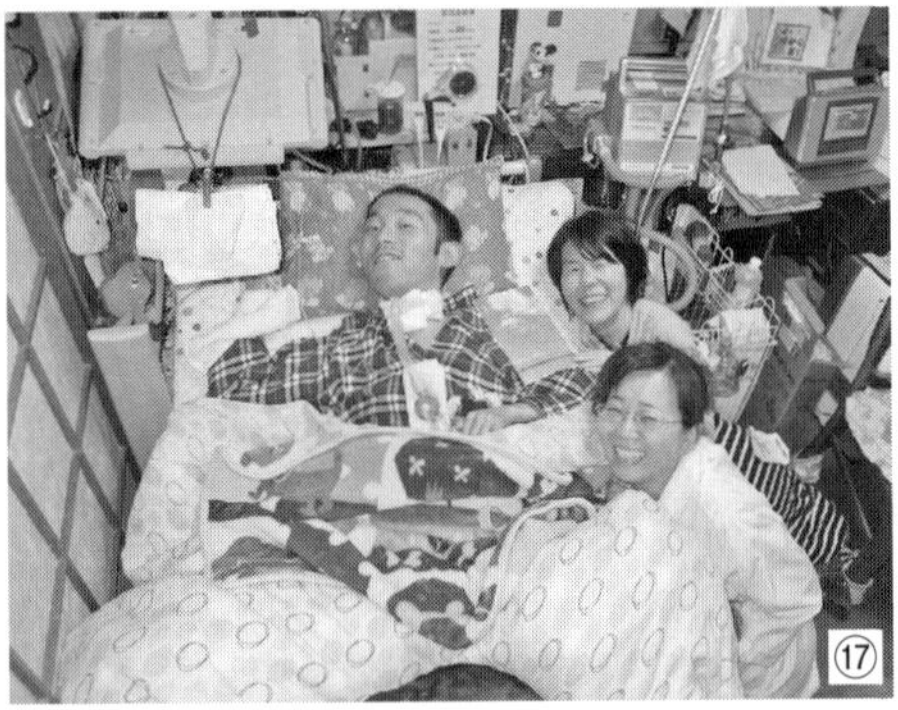

最重度の神経難病の患者さんが「家に帰る」ことの意味をこれほどまでに教えてくれた歌をわたしは知りません。

Oさんはその後在宅で五年間生存されました。（スライド15）

スライド16はパソコンで描いた点描画です。描いた人は重度の筋ジストロフィーの患者

さんです。（スライド17）

宗本智之さんは、私たち東大阪生協病院在宅医療部の往診患者さんです。デュシャンヌ型筋ジストロフィーという進行性の難病を身に受け、身体の自由がうばわれても「脳だけは健常者と何も変わらない」なかで、宗本さんはさまざまな課題に向き合って実現してきました。興味をもった数学に打ち込み、近畿大学大学院博士課程を終了し、二〇〇七年に理学博士号を授与されました。

人工呼吸器を要する彼の体調を考慮し、博士論文公聴会は東大阪生協病院の一室で行われ、理学部教授会メンバーの見守るなか、その堂々とした発表は参加者の感動を呼びました。

彼の自己表現の意欲はその後も留まることなく、著書『私の世界』、詩集『七色の詩』、画集『心の旅』など多くの著作や作品を生み出し、最近は俳句に取り組み、幾度か「朝日俳壇」に秀句として掲載されています。この絵はわずかに動く指先でパソコンに入力し制作された点描画です。

「このように寝たきりになっても、今の時代はパソコンという強い味方があり、やる気次第でなんでもできる。寝たきりになったら終わり、気管切開したら終わりという時代はもう終わっている。寝ているだけとは言わせない。何もできないとは言わせない。その反

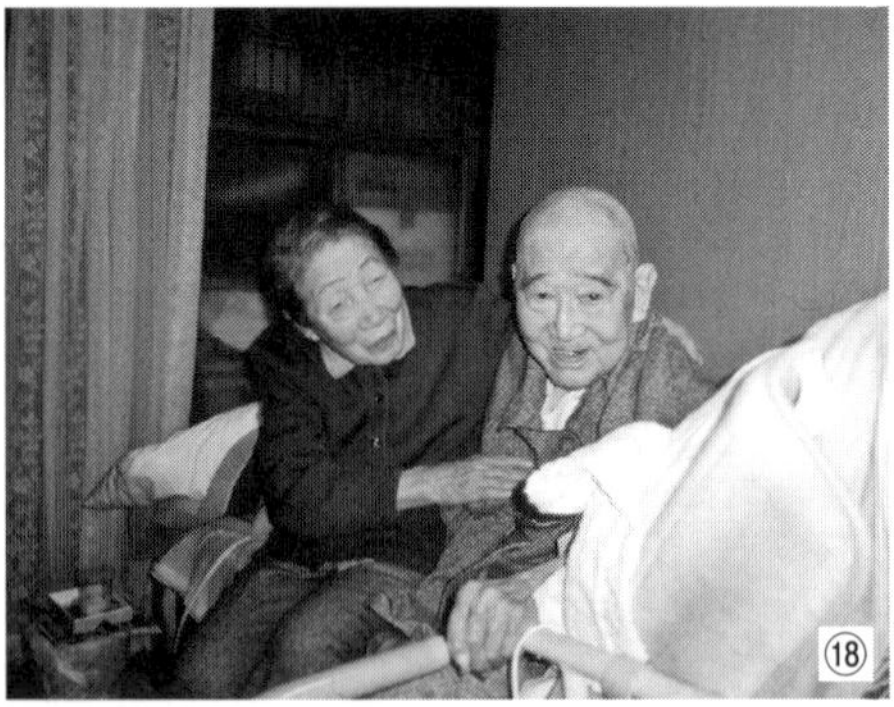

骨精神で元気に今を生きています」と宗本さんは綴っておられます。

スライド18は俳人である九〇歳の在宅脳卒中の患者さんです。自宅を訪問した高校生に「医者や看護師さんに望むことはなんですか」と聞かれて、「それはやさしさです。やさしさは見えない薬ですからね」とおっしゃいました。

これからも患者や家族に「見えない薬」をしっかり届けられる在宅医療を目指していきたいと思っています。

ご清聴ありがとうございました。

あとがき

在宅患者幸吉さんは私たちが往診を始めて五年になる。それまでパーキンソン病の診断で治療を受けていたが、症状は進行するばかりで歩行も困難となっていた。精査の結果パーキンソン病ではなく大脳皮質基底核変性症と診断がついた。パーキンソン病にはある症状の緩和や進行を遅らせる治療法もない神経難病中の難病だった。特定疾患を申請した。一～二年のうちに全身の固縮が進み、寝たきりＡＤＬ全介助となった。嚥下構音障害で経口摂取が困難となり、細径胃管チューブを留置し経腸栄養を実施している。発語不能だが一定の聴覚的理解は可能に見える。平日は毎日リクライニング車いすでデイケアに参加する。

デイケアのクリスマス会でケーキを口に入れてもらい笑顔を浮かべた。

奥さんとの二人暮らしで訪問看護、訪問介護、訪問リハなど訪問系サービスを目いっぱい導入しているが、奥さんの介護負担は大きい。朝の痰の吸引、栄養剤の注入、着替え、デイの送り出し、炊事、洗濯、部屋の掃除、買い物を済ませると昼になる。午後には幸吉さんがデイから戻ってくる。訪問看護師と一緒に着替え、おむつの交換、髭剃り、栄養剤の注入、痰の吸引など済ませ、五時になると近くの電気風呂に行く。唯一の楽しみ、リラックスできる時間だ。帰宅後はまた痰の吸引、おむつの交換、栄養剤の注入と続く。夜間帯はサービスを利用していないから、奥さんは痰の吸引、おむつの交換のため熟睡はできない。

小柄な奥さんが幸吉さんのおむつを交換するときは、ベッドサイドからでは手が届かずベッドによじ登る。幸吉さんの硬直した両足を自分の肩に乗せ、自分の体重をかけて股を開く。プロレスの決め技のようだ。目の前の股間を観察し小便のときはおむつの交換だけで済むが、大便の処置は大変だ。おむつをはずし、便を紙でふき取り、お湯につけたタオルをしぼり股間を拭く。少し乾かし新しいおむつを当てる。毎夜それをひとりでやる。

「毎日のことだから大変ですね」私は聞いてみた。

「濡れたおしめで夜を過ごすのはいやでしょ。私だったらしてほしいことを主人にしているだけです」

主介護者である奥さんの覚悟を聞く。

そして日々在宅医療にかかわる私たちも、患者やご家族に対しそのようでありたいと願う。

第1部は、二〇一六年に上梓した『患者と家族に寄り添う在宅医療日記』（文理閣）以降、主治医として担当した主として在宅患者に関するエッセイである。なお本文に登場する患者さんの名前は一部を除きすべて仮名である。

第2部は私たちの取り組む在宅医療に関する講演記録である。再掲を許可していただいた大阪府歯科保険医協会の方々に深謝する。

私は研修医時代から始まる四〇年近くの医師人生のほとんどの期間、在宅医療にかかわりを持ってきた。それは著者が医師として成長する道のりそのものであった。その長い道のりのなかで私がたどり着いた「在宅医療のめざすもの」は以下の三点に要約される。

そのひとつは、患者にとって当たり前の日常を取り戻すこと。

ふたつめは、逝く患者の「生きる意欲」を支えること。「いのち」ある限り自分らしく日々を過ごしたい。そんな患者の「生」を支えること。

みっつめは、自分がしてほしいケアを患者家族に提供すること。

これらのために在宅医療にかかわる多職種チームの一員として役割を果たせることが医師としての私の生きがいである。

最後になったが、在宅医療の現場で出会った患者さんとご家族の「物語」を紡ぐ中で、私たち医療・介護職にとって大きな学びと感動があったと実感している。患者さんとご家族に心からお礼を申し上げたい。拙い文章であるが、その一端でもこの本を手に取った方々に伝えることができたなら著者として喜びである。

ともに日夜在宅医療を支えている私たちのチーム、クリニック看護師、訪問看護ステーション看護師、介護職、往診専任ドライバー、医療事務、訪問セラピスト、ケアマネジャーのみなさん、本当にありがとう。

原稿に目を通し出版にご尽力いただいた文理閣代表の黒川美富子氏に感謝したい。

そして長年私を支えてくれた妻美保子にも。

なお前著『患者と家族に寄り添う在宅医療日記』にもお目を通していただければ幸いです。

二〇二〇年一二月

大井通正

著者紹介

大井通正（おおい　みちまさ）

1945年　京都市に生まれる
1982年　大阪市立大学医学部卒業
同年　耳原総合病院入職。耳原鳳病院を経て、1990～2005年
東大阪生協病院勤務。
うち、2000～2005年東大阪生協病院院長
日本リハビリテーション医学会認定専門医
現在、医療生協八尾クリニック所長
著書 『障害者の健康と医療保障』（共著、法律文化社）
『二次障害ハンドブック』（共著、文理閣）
『脳卒中リハビリテーション』（共著、医歯薬出版）
『患者と家族に寄りそう在宅医療日記』（文理閣）

続　患者と家族に寄りそう在宅医療日記

2021年2月20日　第1刷発行

著　者　大井通正

発行者　黒川美富子

発行所　図書出版　文理閣
京都市下京区七条河原町西南角　〒600-8146
TEL（075）351-7553　FAX（075）351-7560
http://www.bunrikaku.com

印刷所　モリモト印刷株式会社
©Michimasa OOI 2021
ISBN978-4-89259-880-7

患者と家族に寄りそう 在宅医療日記

大井 通正 著

在宅医療30年
やさしさは見えない薬

ひとはひととの絆のなかで生まれ育ち、次の世代を生み育てる。やがて老いや病で床に伏し、絆のなかでいのちを終える。ひとをひとたらしめる絆が危うい今、私たちは「在宅医療」のなかで患者やその家族に寄りそい、ささやかであっても絆としての役割を果たしたい。

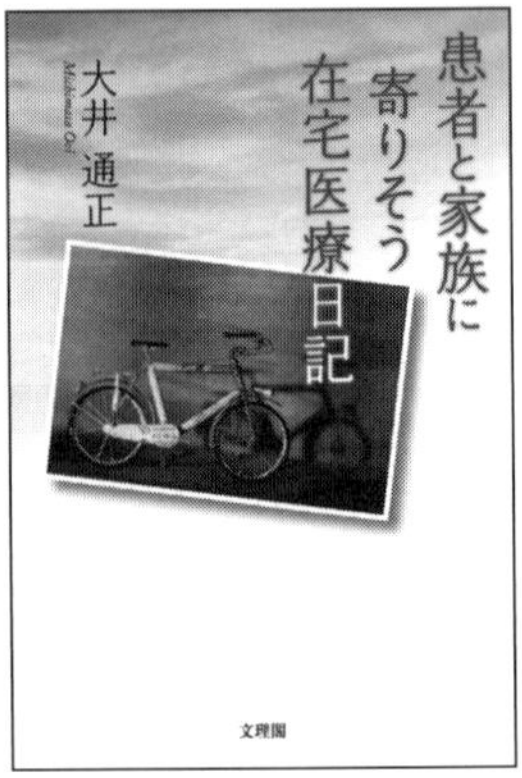

四六判並製
定価：本体1600円＋税

本書の内容

第1部　心に残るひとびと

三センチの山登り
三〇億回の鼓動
紅をさす
かゆいところに手が届かない
究極の独り暮らし
お茶飲めへんのはかわいそう
介護施設で看取るためには
胃ろうの選択
「家に帰る」ということ
苦しみは病気だけではない
がんかて笑ろうて死ねるんや ほか

第2部　私たちの在宅医療

・在宅療養支援のわくぐみ
・私たちの在宅医療の現状
・在宅療養が可能となる条件
・障害に対する援助が大切
・在宅医療で大切にしたいこと ほか